高等卫生职业教育课程改革融媒体创新教材

临床微生物学检验实验指导

（供医学检验技术专业用）

主　编　谷存国　刘高丽

上海科学技术出版社

图书在版编目（CIP）数据

临床微生物学检验实验指导 / 谷存国，刘高丽主编
. -- 上海 : 上海科学技术出版社，2024.1
高等卫生职业教育课程改革融媒体创新教材
ISBN 978-7-5478-6342-8

Ⅰ. ①临… Ⅱ. ①谷… ②刘… Ⅲ. ①微生物学—医学检验—高等职业教育—教学参考资料 Ⅳ. ①R446.5

中国国家版本馆CIP数据核字(2023)第185179号

临床微生物学检验实验指导

主　编　谷存国　刘高丽

上海世纪出版(集团)有限公司
上 海 科 学 技 术 出 版 社 出版、发行
(上海市闵行区号景路159弄A座9F-10F)
邮政编码 201101　www.sstp.cn

开本 787×1 092　1/16　印张　15.5
字数:369 千
2024 年 1 月第 1 版　2024 年 1 月第 1 次印刷
ISBN 978-7-5478-6342-8/R·2850

编 委 会

主　编　谷存国　刘高丽

主　审　曹兴华

副主编　王龙光　温雯静　苑　艺

编　委（以姓氏笔画为序）

王　洁　　漯河医学高等专科学校

王龙光　　漯河医学高等专科学校

王晓静　　济源职业技术学院

朱芳芳　　漯河医学高等专科学校

刘高丽　　漯河医学高等专科学校

李晗瑜　　漯河医学高等专科学校

何　智　　漯河医学高等专科学校

谷存国　　漯河医学高等专科学校

张　勇　　漯河医学高等专科学校

苑　艺　　漯河医学高等专科学校

曹兴华　　漯河医学高等专科学校第一附属医院

温雯静　　漯河医学高等专科学校

前　言

临床微生物学检验是高等医药院校医学检验技术专业三年制学生必修的实践课程。《临床微生物学检验实验指导》编写坚持“三基五性三特定”的基本原则，秉承“工学结合”的职教理念，强调实验内容和临床检验行业对接，同时结合人才培养方案中的素质目标，深入挖掘思政元素，体现教学的育人价值，有利于培养新时代医学检验技术专业的复合型人才。

中国共产党第二十次全国代表大会（以下简称“党的二十大”）报告指出：“育人的根本在于立德。全面贯彻党的教育方针，落实立德树人根本任务，培养德智体美劳全面发展的社会主义建设者和接班人。”为推动医学检验技术专业人才培养模式改革，培养学生职业能力、职业素质，提高学生岗位胜任力，特编写本教材。本教材的编写依据《临床微生物学检验》课程标准和医学检验技术岗位职业能力的要求，参考《全国临床检验操作规程》（第4版）的相关内容，共设计11个临床情景。在编排顺序上以临床微生物检验工作任务为主线，从基本技能到综合技能再到临床实际，全方位训练学习者的岗位能力。全书包括“基本技能指导”“综合技能指导”“临床技能指导”3个模块、共42个实验项目，涉及实验准备阶段学习、课堂实验、医院临床微生物室调研或见习3个方面，做到教学和临床的无缝衔接。在课堂教学设计上，涉及“学情探测”“操作考核”“学情检测”3个环节，力争达到课前、课中、课后的全过程、全方位育人的目的。本教材系统地介绍了细菌检验基本技术、临床常见细菌的培养和鉴定、临床常见真菌的培养和鉴定及临床标本的细菌学检验等。为满足学习需要，本教材在附录中列举了常见培养基、试剂、染色液的配制及用途、菌株的保存管理、临床常见细菌的检验程序等内容。

本教材的编写特色如下。

(1)体现“三全”育人观念，发挥课堂育人主战场功能。充分调动主讲教师、实验员、行业人员参与教学，精心设计课前、课中、课后教学环节，让学生走进实验准备室、实验室、医院检验科，体验微生物检验的操作与临床工作，达到“三全”育人的目的。

(2)培养学生独立分析问题、解决问题的能力。临床情景、情景导学、项目训练等环节可使学生体会临床工作的情景、夯实理论基础、强化实训技能；见习、培训、实习、行业调研等可使学生了解临床工作的实景、实物、实事及企业文化，从而全面培养学生的职业能力。

(3)坚持对接临床微生物检验岗位需求、医学检验技术执业资格考试、医学检验技术专业教学标准、医学检验技术人才培养方案,同时强化实验过程、生物安全防护及医疗废弃物的处理等环节。

(4)书网融合、教学资源丰富。除每个项目设置的纸质内容外,还增设了同纸质教材相关联的数字资源,如习题答案、微课、图片、PPT等,便于学生自主学习。

本教材由谷存国、刘高丽担任主编,由曹兴华担任主审,由王龙光、温雯静、苑艺担任副主编,王洁、王晓静、朱芳芳、李晗瑜、何智、张勇也参与了编写。编写的具体分工:谷存国编写情景一和情景七;王洁编写情景二的实验一和实验二、情景十的实验一和实验二;张勇编写情景二的实验三和实验四、情景十的实验三和实验四;王龙光编写情景三、情景五的实验一和附录五;王晓静编写情景四、情景五的实验二;苑艺编写情景五的实验三至实验五;刘高丽编写情景六和附录四;温雯静编写情景八的实验一和实验二、情景十一的实验四;曹兴华编写情景八的实验三、情景十一的实验一至实验三;朱芳芳编写情景九的实验一和附录三;何智编写情景九的实验二至实验四;李晗瑜编写附录一和附录二。

本教材的编写得到了漯河医学高等专科学校第一附属医院检验科同行的多方支持和帮助,各位编委本着严谨科学的态度,付出了辛勤的劳动,在此一并致以衷心的感谢。

由于编者水平有限,书中难免有欠缺和不妥之处,真诚期望广大师生和读者在使用过程中提出宝贵意见和建议。

编　者

2023年4月

编者寄语

临床微生物学检验运用微生物学的基础理论、技能和临床微生物学的基本知识，通过系统的检验方法，及时、准确地对临床标本做出病原学诊断和抗微生物药物敏感性报告，为感染性疾病的诊断、治疗和预防提供科学合理依据的技术。实验结果的真实性、可靠性直接影响到临床的正确诊断和有效治疗，也直接关系到患者的生命健康安全。对于临床微生物学检验工作者来说，必须具备扎实的微生物学基本理论、临床微生物学基础知识和熟练的微生物学检验技能。同学们在今后临床微生物学检验的学习和实践过程中，在逐步成长为一名合格的临床微生物学检验人员的过程中，要深刻领悟以下三点要求，做到知行合一。

一、培养“爱岗敬业、诚信友善”的品质

作为一名优秀的检验技术工作者，首先需要具备爱岗敬业的精神。微生物学检验是医学检验技术专业的核心课程，是临床检验工作的重要组成部分。在微生物学检验的实验过程中，应积极地将理论知识充分应用于实践技能环节，并使基础理论和基础知识得到升华，对掌握不牢固的知识及时复习巩固。用心学习体会，发现微生物学检验实验课的乐趣。微生物学检验报告是指导临床医师合理选择抗菌药物的第一手资料，关乎患者的安危，在学习、生活和工作中要实事求是、诚实守信，树立质量意识，拿出经得起考验的报告单。

其次，还需要具备诚信友善的品质。“诚信”是指真诚、信守承诺；“友善”则强调同学之间、医护之间、医患之间的友好和善之情。作为一名新时代的大学生，要爱国、爱校、爱专业、爱班级、爱同学，要做到正直诚信、问心无愧。

二、树立“健康环保、安全有效”的理念

临床微生物实验室是研究病原微生物的场所，研究的对象大多具有传染风险，有些甚至有致命危险。实验室工作和学习人员均应树立“健康环保、安全有效”的理念，遵守实验室安全管理条例，执行实验室生物安全操作规程。“健康环保”即保护个人身心健康和大自然生态平衡，保证个人和环境不受病原微生物的侵害，离开实验室的人和物均应做到对环境和他人没有生物危害。“安全有效”指在做好生物安全防护的前提下，正确地处理临床标本，及时出具病原学诊断和抗微生物药物敏感性报告。

三、弘扬“求质求新、必邃必专”的精神

创新是一个民族进步的灵魂，创新是科技发展的动力和不竭源泉。我国许多微生物学家在微生物的研究实践中做出了重大贡献，如1934年谢少文首先用鸡胚分离立克次体，黄帧祥于20世纪30年代发现并首创病毒体外细胞培养技术，汤飞凡教授首次成功分离出沙眼衣原体、1959年分离出麻疹病毒并制成减毒活疫苗，等等。这些科学家对待工作、研究均有“求质求新、必邃必专”的探索精神和创新思维。由于自然环境的改变、生物界的变异，生物界与自然环境之间的相互作用，以及生物界内部各种生物间的相互作用，传统的病原微生物还没有消失，新的病原微生物又不断地被发现，特别是不断增加的微生物耐药问题愈演愈烈，给临床感染性疾病的诊断、治疗和预防带来了极大挑战。这就要求我们在今后的工作实践中要善于观察、专注细节、勇于创新，优化工作流程，提高工作效率，发明新的方法以解放生产力。

同学们，“实现中华民族伟大复兴”的号角已经吹响，让我们积极行动起来！认真践行社会主义核心价值观，努力学习微生物学检验专业知识，刻苦训练微生物学检验基本技能，为人民群众的生命健康保驾护航，为祖国的医疗卫生事业增光添彩，为祖国的繁荣昌盛尽心尽力。

编　者

2023年4月

目　　录

模块一　基本技能指导

情景一　岗前教育 …… 3

实验一　临床微生物实验室操作要求与规范 …… 3

实验二　临床微生物实验室布局与常用设备 …… 7

实验三　临床微生物检验前期准备 …… 12

情景二　临床常见标本的采集与转运 …… 15

实验一　血液标本的采集与转运 …… 15

实验二　尿液标本的采集与转运 …… 19

实验三　痰液标本的采集与转运 …… 22

实验四　粪便标本的采集与转运 …… 25

情景三　临床标本的形态学检查 …… 29

实验一　革兰染色法 …… 29

实验二　抗酸染色法 …… 34

实验三　特殊染色法 …… 39

情景四　临床标本的分离培养 …… 45

实验一　培养基的制备 …… 45

实验二　细菌的分离与培养 …… 50

情景五　细菌的常规鉴定 …… 57

实验一　细菌的形态学鉴定 …… 57

实验二　细菌的生长现象观察 …… 61

实验三　细菌的生化鉴定 …… 66

实验四　细菌的数字编码鉴定 …… 71

实验五　细菌的血清学鉴定 …… 75

模块二 综合技能指导

情景六 临床常见细菌的检验 …… 83
实验一 葡萄球菌的检验 …… 83
实验二 链球菌的检验 …… 88
实验三 大肠埃希菌的检验 …… 93
实验四 沙门菌属和志贺菌属的检验 …… 98
实验五 普通变形杆菌的检验 …… 103
实验六 铜绿假单胞菌的检验 …… 107
实验七 结核分枝杆菌的检验 …… 111
情景七 临床常见真菌的检验 …… 117
实验一 皮肤癣菌的检验 …… 117
实验二 白假丝酵母菌的检验 …… 121
实验三 新型隐球菌的检验 …… 126
情景八 抗菌药物敏感性试验与耐药性检测 …… 131
实验一 纸片扩散法(K-B 法) …… 131
实验二 稀释法 …… 138
实验三 细菌耐药性检测 …… 143

模块三 临床技能指导

情景九 医院感染监测 …… 149
实验一 临床常用消毒灭菌的方法 …… 149
实验二 消毒灭菌效果检测 …… 152
实验三 空气污染及消毒效果检测(自然沉降法) …… 158
实验四 物体表面与手消毒效果检测 …… 163
情景十 临床常见标本的细菌学检验 …… 169
实验一 血液标本的细菌学检验 …… 169
实验二 尿液标本的细菌学检验 …… 175
实验三 痰液标本的细菌学检验 …… 181
实验四 粪便标本的细菌学检验 …… 186

情景十一　临床微生物检验的调研、考核 …… 193
实验一　临床微生物检验的自动化 …… 193
实验二　临床微生物检验结果的审核与报告 …… 196
实验三　临床微生物检验质量控制 …… 199
实验四　临床微生物检验岗位技能测试 …… 204
附录 …… 209
附录一　常用染色液的配制及用途 …… 209
附录二　常用培养基的配制及用途 …… 212
附录三　细菌菌种的保存与管理 …… 226
附录四　临床常见细菌的鉴定程序 …… 230
附录五　微生物检验报告单样章 …… 232
参考文献 …… 234

模块一　基本技能指导

人文素养

微生物学检验是医学检验技术专业的核心课程，是临床检验工作的重要组成部分。这要求学生掌握实验的基本理论和基本技能，树立“规范即安全”的意识。通过学习，学生提高临床标本的采集与转运中的实际操作能力；通过基本技能训练，学生了解医学检验技术专业的作用和魅力，更加热爱自己的专业，更自信在不久的将来成为一名有抱负、有能力、有价值的医学技术工作者。

党的二十大报告指出：“深入推进环境污染防治。坚持精准治污、科学治污、依法治污，持续深入打好蓝天、碧水、净土保卫战。”医学检验技术专业的学生应意识到废弃物的处理与环境污染问题之间的联系，培养节约和环保意识。保证离开实验室的人和物均对环境没有生物危害。

情景一 岗前教育

情景描述

某临床微生物检验实验室近期招收了一批工作人员，包括医学检验毕业生、进修生、实习生和见习生。科主任计划对其进行入职前培训。

学前导语

新招收的工作人员的知识结构、实践能力、专业认知各不相同，你属于哪种角色？如何利用此次入职前培训尽快熟悉微生物检验的工作要求？若你是检验科负责人，又应该从哪些方面进行培训呢？

实验一 临床微生物实验室操作要求与规范

实验导入

【实验目的】

(1)熟悉临床微生物实验室基本操作规程和临床微生物实验室生物安全意外时的应急处理原则。

(2)能对临床微生物实验室废弃物进行正确处理。

(3)具备无菌观念和生物安全意识，培养健康环保的理念。

【学情探测】

(单项选择题)

1.在临床微生物实验室进行操作时，下列错误的是(　　)。

A.不得把食品带入实验室　　B.实验结束离开实验室前要整理台面

C.进入工作区域必须穿实验防护服　　D.可以带入书本等学习资料

E.实验结束后必须用消毒剂消毒手和操作台面。

2.操作台面被微生物污染时，用消毒剂覆盖污染区域的消毒时间不得少于(　　)

A. 3分钟　　B. 5分钟

C. 10分钟　　D. 15分钟

E. 20分钟

3.消毒和灭菌的主要区别在于能否杀死(　　)。

A.病原微生物　　B.正常菌群

C.细菌芽孢　　D.细菌繁殖体

E.L型细菌

4.临床微生物实验室生物安全防护级别，一般为(　　)。

A. BSL-1　　B. BSL-2

C. BSL-3　　D. BSL-4

E. BSL-5

5.有关医疗废弃物处理原则的描述，错误的是(　　)。

A.不同来源的临床标本处理方法有差异

B.不同性质的临床标本处理方法不同

C.实验材料用完后立即倒入下水道或垃圾桶

D.处理后的废弃物应放到指定废弃物容器中

E.由专人送到处理场地销毁

【实验理论】

(一)临床微生物检验实验室规则

临床微生物检验实验室是病原微生物高度集中的场所，其实验对象大多是病原微生物，具有传染性。为防止实验室内感染、保证实验活动的安全顺利进行，必须遵守以下规则。

(1)进入实验室必须先穿好防护服，穿舒适、防滑、防渗漏、不露脚趾的鞋；必要的文具和书籍等带入后，应放在指定非操作区域，其他个人物品一律不准带入实验室；严禁在实验室内大声喧哗、打闹嬉笑或随意走动。

(2)实验室内严禁饮食、吸烟、处理角膜接触镜、随意用手抚摸头面部等行为，不准把任何东西放入嘴中，工作期间不得佩戴戒指、手镯、腕表等，长发必须束在脑后。

(3)实验室门上应标有国际通用的生物危害警示标志、负责人及联系电话、进入实验室的特殊要求等；未经批准，无关人员不得擅自进入实验室工作区域。

(4)在进行接触微生物(尤其是致病性强的病原微生物)的实验活动时，应带上合适的防护设备和手套，确保自身和环境安全。手套用完后应先消毒再摘除，操作结束后应用消毒剂消毒手和工作台面。

(5)严禁穿着防护服离开实验室，禁止把未经任何处理的东西带出实验室。只有保证在实验室内没有受到污染的文件纸张才能带出实验室。

(6)严禁用口吸或反复吹吸移液管内液体,最好用一次性的无菌塑料吸管;不能向含有感染性物质的溶液中吹入气体;严禁将实验材料置于口内。

(7)实验室内应保持整洁、安静,并定期进行空气、实验台面及地板的消毒处理;定期对实验室设施、设备、材料进行检查,确保符合国家有关标准;定期检查生物安全防控、菌(毒)种和标本的保存与使用、安全操作及实验室排放的废气、废水及其他废物处置等制度的落实情况。

(8)在实验操作过程中,切忌使乙醇、乙醚、丙酮等易燃试剂接近酒精灯;如遇火险,用湿布阻燃灭火,必要时使用灭火器。

(9)所有的实验操作应尽量减少气溶胶和微小液滴形成,否则应在生物安全柜中进行。

(10)离开实验室前,应脱下防护服,反折放入专用容器内,在消毒液中将手浸泡 5~10 分钟,并用自来水冲洗干净,关好水、电、门、窗后方可离开。

(二)实验室生物安全意外处理原则

(1)建立分级(实验室、单位主管、市、省、国家)报告制度,出现突发事件时,根据事故的等级,逐级报告。

(2)出现溢出事故及明显或可能暴露感染性物质时,应立即妥善处理现场污染,并向实验室负责人报告,人员和动物从现场紧急撤离,现场处理后及时详细记录事故处理过程。

(3)对暴露人员进行医疗监护和医疗咨询,对受伤者进行医疗处理和完整医疗活动记录。事故处理后,实验室负责人应向单位的生物安全委员会做详细汇报,做出危险程度评估,以确定进一步的对策。

(4)实验过程中,盛有微生物的器皿意外破损,应用布或纸巾覆盖受感染性物质污染的破碎物品,倒上消毒剂,使其作用适当时间(如 30 分钟),然后将布、纸巾及破碎物品清理掉,再用消毒剂由外向内擦拭污染区域。

(5)机器在运行时发生破裂或怀疑发生破裂,应马上关闭机器电源,让机器密闭 30 分钟使气溶胶沉积。所有破碎的离心管玻璃碎片、离心桶、十字轴和转子都应放在无腐蚀性的、对已知相关微生物具有杀灭活性的消毒剂内。

(6)菌液误入口中,立即将口腔中的菌液吐入容器内消毒,并用大量清水(或 1∶10 000 高锰酸钾溶液或 3%过氧化氢溶液)漱口,必要时服用抗菌药物;污染手时,一般情况下用普通肥皂和水彻底冲洗即可,高危时用杀菌肥皂完全涂抹全手,搓洗至少 10 秒钟,用自来水冲洗。实验台、生物安全柜等表面污染,常用 3%过氧化氢溶液或用含 1 g/L 有效氯的次氯酸钠溶液(高危时用 5 g/L)进行消毒,消毒 20 分钟以上。

(7)皮肤刺伤、切割伤或擦伤时,应立即脱下防护服、清洗双手,尽可能挤出损伤处的血液,清除异物,用肥皂水和清水冲洗伤口和污染的皮肤。伤口用适当的消毒剂(如 75%乙醇溶液、0.5%碘伏溶液、0.2%次氯酸钠溶液等)浸泡或涂抹消毒,必要时及时就医。

(8)发生火灾应沉着处理、切勿慌张,立即切断电源。若为乙醇、二甲苯、乙醚等引发的起火,应迅速用湿抹布或砂土覆盖灭火,切忌直接用水。

(三)医疗废弃物的处理原则

(1)实验室产生的医疗废弃物,处置应符合国家、地区或当地相关部门的相关要求。

(2)所有不再需要的标本、培养物和其他感染性材料,宜置于专用的有生物危害标记、用于处置危险废弃物的防漏容器内。生物废弃物容器的填充量,不能超过其设计容量。已装满的容器应定期运走,在去污染或最终处置之前,存放在指定的安全场所。

(3)利器(包括针头、小刀、金属和玻璃等)应直接弃置于利器盒内。

(4)所有废弃的实验标本、培养物和被污染的废弃物在从实验室取走之前,应通过高压消毒或其他无害化处理。

(5)有害气溶胶、污水、废液等应符合环保部门的相关要求,经无害化处理后排放。

(6)所有医疗废弃物均应有专人送到专门的处置场所销毁,并做好记录。

实验过程

生物安全事故(溢出污染环境)应急演练

【实验准备】

(1)消毒液、已灭菌菌液、面屏、抹布、手套、防护服。

(2)致病菌菌液污染的实验台面。

(3)角色扮演,人员分工。

【实验内容】

(1)逐级报告制度:事故人→带教老师→实验中心主任→系主任→校长。

(2)戴手套、穿防护服,必要时佩戴防护眼镜和面屏。

(3)用干布或纸巾覆盖并吸收溢出物,然后倾倒适当的消毒剂(从溢出区域的外围开始,朝向中心进行处理)。

(4)消毒剂作用30分钟后,将所处理物品清理掉。如果含有碎玻璃或其他锐器,则使用搓斗或硬的厚纸板来收集处理过的物品,并将它们置于防刺透的利器盒内。

(5)对溢出区域再次清洁并消毒,如有必要可重复(3)(4)步骤。

(6)消毒浸泡污染材料后,将污染材料置于防漏、防穿透的废弃物处理容器内。

(7)消毒后,通知主管部门目前溢出区域清除污染工作已经完成。

(8)提交事故现场处理过程记录。

【质量保证】

(1)选择适宜浓度、有效期范围内的消毒液,消毒时间要充分。

(2)防止消毒处理过程中的污染扩散,注意对消毒操作者的防护。

实验考核

【学情检测】

（多项选择题）

1.一般情况下，在微生物无菌室操作时，必须佩戴的防护设备有（　　）。

A.防护眼镜　　B.工作服

C.口罩　　D.帽子

E.鞋套

2.无菌操作保护的对象为（　　）。

A.操作者　　B.生物安全柜

C.医疗废弃物　　D.工作环境

E.临床标本

3.菌液误入口中，应选用的漱口液是（　　）。

A. 1∶10 000 高锰酸钾溶液　　B. 3%过氧化氢溶液

C. 1%~2%甲酚皂溶液　　D. 2%~5%甲酚皂溶液

E. 75%乙醇溶液

4.手被轻度污染时，下列处理方法正确的是（　　）。

A.用肥皂和清水洗手　　B.用杀菌肥皂完全涂抹全手

C.消毒时间不少于 10 分钟　　D. 用 30%过氧化氢溶液浸泡手 10 分钟

E.用 2%甲酚皂溶液浸泡手 10 分钟

5.微生物实验使用后的物品，必须放入利器盒的是（　　）。

A.一次性玻璃试管　　B.采血后的针头

C.处理碎玻片的抹布　　D.处理菌液的纸巾

E.污染的手套

实验二　临床微生物实验室布局与常用设备

实验导入

【实验目的】

(1)熟悉临床微生物实验室的布局与常用设备。

(2)能正确使用微生物实验中的常用仪器设备，并能正确清洗常用器材。

(3)具备爱护微生物检验仪器设备和器材的品质，以及及时进行一般性维护的能力。

【学情探测】

(单项选择题)

1.高压蒸汽灭菌时,一般为(　　)。

A. 103.4 kPa、121℃　　B. 10.34 kPa、121℃

C. 1.034 kPa、121℃　　D. 103.4 kPa、120℃

E. 113.4 kPa、120℃

2.目前最有效和可靠的灭菌方法是(　　)。

A.干烤法　　B.煮沸法

C.紫外线照射法　　D.巴氏消毒法

E.高压蒸汽灭菌法

3.可能产生气溶胶的微生物操作,应使用(　　)。

A.超净工作台　　B.生物安全柜

C.通风橱　　D.换气扇

E.空调

4.未染色的活菌和螺旋体的形态观察,常选用(　　)。

A.普通显微镜　　B.暗视野显微镜

C.相差显微镜　　D.荧光显微镜

E.电子显微镜

5.用来保护操作者、实验室环境和实验材料的设备是(　　)。

A.超净工作台　　B.生物安全柜

C.通风橱　　D.换气扇

E.空调

实验过程

【实验准备】

(1)实验设备:显微镜、恒温培养箱、干燥箱、高压蒸汽灭菌器、超净工作台、生物安全柜、接种环等。

(2)玻璃材料:试管、培养皿、三角烧瓶、定量刻度吸管、载玻片、量筒等。

【实验内容】

1.了解临床微生物检验实验室布局(医院、教学实验中心见习)

(1)见习要求:在老师的带领下,有组织、守纪律地进行参观学习,严禁高声喧哗,严禁乱摸乱动,严禁做与参观学习无关的其他事情。

(2)见习目标:感受临床微生物检验工作氛围;能判断临床微生物实验室的清洁区、半污染区和污染区;能认识临床微生物实验室的常用仪器设备。

2.介绍常用设备展示、操作示教或小组演示

(1)普通光学显微镜。

普通光学显微镜的构造:主要分为机械部分(镜座、镜臂、镜筒、转换器、载物台、调节器)和光学部分(光源、聚光器、目镜、物镜)。

普通光学显微镜的使用如下。①采光:将显微镜平放于实验台上,低倍物镜对聚光器,眼睛移至目镜,调节相关光学旋钮直至视野里获得适宜亮度。使用电光源的显微镜,也可通过底座上的螺旋调节亮度。②固定:将已涂布标本的载玻片置于载物台上,用标本夹固定,移动推进器并将欲检查的标本部分移至物镜正下方。先调节粗准焦螺旋后再调节细准焦螺旋,在低倍镜下找到标本欲观察部位的清晰图像,并移至视野中心。③滴油:在载玻片上滴加 1 滴香柏油,旋转物镜转换器,使油镜镜头对准油滴,并将聚光器升高,光圈放大。④调焦(调细准焦螺旋即可):注视目镜,边观察视野边前后旋动细螺旋,直至出现清晰物像,选择理想视野观察结果。严禁将细螺旋往一个方向持续旋转数圈。⑤清理:观察结束后,将镜筒升高,从载物台上取下标本片,先用擦镜纸轻轻拭去镜头上的香柏油,然后用擦镜纸蘸取少许乙醚擦拭镜头,接着再用干净的擦镜纸擦去镜头上残留的乙醚。⑥归位:调节显微镜相关旋钮,使显微镜处于松弛状态,放回原处。

质量控制:①搬动显微镜时一手稳托镜座,一手紧握镜臂,轻拿轻放,以防显微镜碰撞或摔坏。②显微镜的镜头应保持清洁,勿使油污或灰尘附着。当镜头不干净时,用擦镜纸轻轻擦拭;若镜头有油污,则将擦镜纸蘸少许乙醚擦拭。③显微镜使用完毕,应转动转换器,将物镜转成“八”字形,载物台降至低点,下降聚光器,关闭光圈,套上保护罩。④不能随意拆卸显微镜的任何部件,以防损坏。⑤平时放置显微镜时应注意保持通风、干燥防晒、防霉,避免与有腐蚀性的物品接触。

(2)普通恒温培养箱:主要由箱体、电热器和温度控制器三部分组成。

普通恒温培养箱的使用:①插上电源,打开电源开关。②调节培养箱温度控制按钮,至温度显示为 35℃。③使用完毕,及时关闭电源开关,拔除电源插头。

质量控制:①箱内不应放入过热或过冷的物品,取放物品时,应随手关闭箱门以维持恒温。②培养箱最底层温度较高,培养物不宜与其直接接触。③箱内培养物不应放置过挤,以保证培养物温度均匀。④应经常观察并记录培养箱的温度。

(3)干烤箱:主要用于烤干物品或干热灭菌。

质量控制:①放入箱内灭菌的器皿不宜过多,而且不得使器皿与内层底板直接接触。②接通电源后使温度逐渐上升至 160℃并维持 2 小时左右。③灭菌完毕,关闭电源,待温度自动下降至 50℃以下再开门取物。④干烤灭菌过程中注意对温度观察监控。

(4)高压蒸汽灭菌器。

高压蒸汽灭菌器的构造:主要包括双层金属圆桶、金属盖、排气阀、安全阀等。

高压蒸汽灭菌器的使用:①加入适量水至灭菌器内,放入待灭菌物品后,盖好盖门并将螺旋拧紧。加热,待容器内压力升至 103.4 kPa 时打开排气阀,使容器内冷空气完全排出。②蒸

汽压力上升至所需数值(一般为103.4 kPa,温度约为121.3℃)时开始计时,持续15~20分钟。③灭菌完毕,须关闭电(热)源,待其压力自然下降至零时,方可开盖。

质量控制:①灭菌物品放入时,不要塞得过紧,包裹不宜过大。②适用于耐高热、耐高压和耐潮湿物品的灭菌。

(5)超净工作台。

超净工作台的使用:①接通电源,使用前应提前15~30分钟同时开启紫外线灯和风机组。②工作台面上禁止存放不必要的物品,以保持工作区的洁净气流不受干扰。③操作区内尽量避免明显扰乱气流流向的动作。④使用结束后,用消毒液清理工作台面后打开紫外线灯,15~30分钟后关闭紫外线灯,关闭电源。⑤长期不使用的工作台应拔除电源插头。

质量控制:①定期(1周)对环境进行灭菌,同时经常用纱布蘸取乙醇或丙酮等有机溶剂将紫外线杀菌灯表面擦干净,保持表面清洁。②根据环境的洁净程度,可定期(2~3个月)将粗滤网布拆下清洗或给予更换。③当风速不能达到规定要求时,必须更换为高效空气过滤器。

(6)生物安全柜:是用来保护操作者、实验环境及实验材料,避免其受操作过程中可能产生的感染性气溶胶和溅出物感染的设备,分为Ⅰ级、Ⅱ级和Ⅲ级。Ⅱ级生物安全柜是目前应用最为广泛的柜型,包括A1型、A2型、B1型、B2型四种。

(7)接种环与接种针:是细菌培养时常用的接种工具。由塑料接种柄、接种杆和接种环构成,前端是一段长4~5 cm、硬度适中的镍合金丝或白金丝,顶端弯曲成环状称为接种环;无环者则称接种针。

使用前先用酒精灯将接种环或接种针烧红灭菌,冷却后蘸取标本或细菌培养物。操作完毕,烧灼接种环或接种针灭菌后归位。

3.认识玻璃器材的种类及用途,展示各规格器材

(1)试管:多用于微生物的鉴定与菌种保存。常用规格包括7.5 mm×10 mm、8.5 mm×150 mm、10 mm×130 mm、10 mm×150 mm。

(2)培养皿:主要用于细菌的分离培养。常用规格包括50 mm、70 mm、90 mm,现多采用一次性塑料培养皿。

(3)三角烧瓶:多用于贮藏培养基和生理盐水等溶液。常用规格有50 mL、100 mL、250 mL、500 mL、1 000 mL等。

(4)移液器或刻度吸管:用于吸取小量液体,常用的容量有10 μL、20 μL、50 μL、100 μL等,或1 mL、2 mL、5 mL、10 mL等,现多用可调式移液器和一次性的无菌塑料吸管作为移液辅助器进行加样。

(5)载玻片、凹玻片及盖玻片:载玻片供制作涂片和血清学试验用;凹玻片供制作悬滴标本用;盖玻片用于覆盖载玻片和凹玻片上的标本。

(6)注射器:规格有多种,根据用途和注射途径选用大小合适的注射器。

(7)量筒、量杯:用于量取较多液体,规格大小不一,有50 mL、100 mL、250 mL、500 mL等规格。不宜装温度很高的液体。

4.玻璃器材的清洗

(1)新购置的玻璃器皿:用清洁液或2%盐酸浸泡数小时,再用自来水冲洗干净,晾干备用。

(2)用过的玻璃器材:①含油脂的玻璃器材置于铺有粗吸水纸的铁丝筐内,置100℃干烤30分钟,取出后放入5%碳酸氢钠溶液中煮两次,最后用肥皂水刷洗干净。②盛有培养物的玻璃器材先经高压蒸汽灭菌和溶化,趁热倒出其中的培养基,用5%热肥皂水洗刷,最后用清水冲净。③吸管置于3%甲酚皂溶液内浸泡24小时,再用肥皂水洗涤一次,最后以清水冲洗干净。④实验后的载玻片及盖玻片先经消毒液浸泡6~8小时,放入5%肥皂水中煮沸10分钟,然后用试管刷刷洗,再用清水冲净,最后用95%乙醇溶液浸泡,取出擦干备用。

(3)质量控制:含有固体培养基的玻璃试管、平板要趁热清洗,避免残余琼脂再次凝固;玻璃器材用清水洗涤后,玻璃表面应水层均匀,不挂水珠。

实验考核

【学情检测】

(多项选择题)

1.临床实验室将有效空间划分为清洁区、缓冲区和污染区。下列属于污染区的是(　　)。

A.供给区　　B.储存区

C.工作区　　D.洗涤区

E.标本储存区

2.干热灭菌的正确操作是(　　)。

A.灭菌物体上不能有水　　B.加热过程中不能打开箱门

C.降温不能太快　　D.关闭电源后即可打开箱门

E.箱内温度不能超过180℃

3.临床微生物实验室中,生物安全柜多用来保护(　　)。

A.操作者　　B.实验室环境

C.实验材料　　D.接种环

E.以上均是错误的

4.有关玻璃器材的描述,正确的是(　　)。

A.新购置的玻璃器皿应在2%的盐酸溶液内浸泡,再洗涤

B.凹玻片主要用于制作悬滴标本

C.含有固体培养基的玻璃器皿应趁热清洗

D.溶化后的培养基可直接放入量筒测量

E.盖玻片用于覆盖载玻片、凹玻片上的标本

5.有关高压蒸汽灭菌器的使用,错误的是(　　)。

A.使用时必须加入适量水

B.加热待容器内压力升至0.34 kPa时,关闭排气阀

C.待容器内压力上升至1.03 kPa时,打开放气阀

D.灭菌物品应放得紧密一点,以防压力压散包装

E.耐高温、高压、潮湿的物品均可放入高压蒸汽灭菌器内灭菌

实验三　临床微生物检验前期准备

实验导入

【实验目的】

(1)了解检验单的通常格式和内容。

(2)明确培养基的选择原则,学会无菌器材的准备。

(3)培养严谨认真的工作态度,以及团结协作、乐于奉献的职业素养。

【学情探测】

(单项选择题)

1.试管塞塞入试管的长度应为试管塞全长的(　　)。

A. 2/3　　B. 1/3

C. 3/4　　D. 1/4

E. 1/2

2.麦康凯、SS、中国蓝培养基属于(　　)。

A.普通培养基　　B.营养培养基

C.选择性培养基　　D.鉴别培养基

E.特殊培养基

3.吸管上端塞入棉花,制作无菌吸管的作用是(　　)。

A.防止菌液吸入口中　　B.过滤有菌空气

C.棉花要塞紧且致密　　D.干烤灭菌时温度可以超过160℃

E.以上均是错误的

4.常见病原菌K-B法药敏试验常用的培养基为(　　)。

A.巧克力培养基　　B.血液琼脂培养基

C.水解酪蛋白胨(M-H)培养基　　D.罗氏培养基

E.特殊培养基

5.半固体培养基常用于观察(　　)。

A.细菌有无运动性　　B.细菌产色素的颜色

C.细菌产气　　D.细菌产硫化氢

E.细菌产触酶

实验过程

【实验准备】

(1)细菌检验申请单。

(2)增菌培养基、营养琼脂平板、MAC 琼脂平板、载玻片等。

(3)三角烧瓶、无菌吸管或毛细吸管、试管、花、棉线纱布、牛皮纸、回形针等。

【实验内容】

1.检验单的核对检查(场景设计、角色扮演)　核对检验申请单上的患者姓名、性别、年龄、临床诊断或症状、标本类型及来源、送检目的、是否使用抗菌药物、采集时间等内容,并进行登记。注意登记检验单的编号、实验室编号或条形码信息,核对检验单与标本是否一致。对不符合采集规定的标本或与检验单不对应的标本予以退回、重新采集等。

2.标本处理　不同的检验目的,检验方法有所不同。根据检验目的,选择直接涂片镜检,或者选择适宜的培养基进行增菌培养或分离培养。虽然检验对象不同,但检验的基本程序是一致的,即形态检查、培养检查、生化鉴定、血清学鉴定。病原体的药敏试验是指导临床用药的科学依据。

3.培养基的准备　根据检验目的,选择分离和鉴定所需要的培养基。培养基从冰箱或冷库中取出后,应静置于操作台或培养箱中复温,然后在培养基平板底部编上标本号,确保与检验单相一致。分离不耐寒的细菌如脑膜炎球菌、淋病奈瑟菌时,培养基宜在培养箱中预温。

4.无菌器材的包装

(1)无菌平板(培养皿):洗涤干净、滤干水分,装入专用金属平板筒内,进行干热灭菌(160℃,2 小时);或高压蒸汽灭菌(103.4 kPa,121.3℃,15~20 分钟),再置于烤箱内烤干备用。

(2)无菌试管:洗涤干净、控干水分的试管,选择大小适宜的胶塞塞入试管内(胶塞长度的 2/3 应在试管内,外露 1/3),用纸包裹,用绳扎紧。高压蒸汽灭菌 15~20 分钟备用。

(3)无菌三角烧瓶:同无菌试管。

(4)无菌吸管或毛细吸管:①取少许松散棉花,中心稍厚四周要薄,放置于管口。②用拉直的回形针一端放在棉花的中心,从管口向内塞入,松紧必须适中,棉花要不易脱落,通气性能符合需要。③外露棉花纤维用火焰烧去。④灭菌方法:可将吸管(或毛细吸管)装入金属筒内进行高压蒸汽灭菌或干烤灭菌。

实验考核

【学情检测】

(多项选择题)

1.核对检验申请单时,要仔细核对(　　)。

A.标本采集时间　　　　B.标本类型和来源

C.是否使用抗菌药物
D.送检目的
E.姓名、性别、年龄、临床诊断

2.临床微生物检验的基本程序为(　　)。
A.形态检查
B.培养检查
C.生化鉴定
D.血清学鉴定
E.药敏试验

3.血琼脂培养基在接种标本之前应(　　)。
A.在血平板盖上编号
B.在血平板底部编号
C.冰箱中取出后,即可接种
D.待血平板稍干燥后再接种标本
E.血平板最好在培养箱中预温后使用

4.患者疑为脑膜炎奈瑟菌或淋病奈瑟菌感染,以下处理正确的是(　　)。
A.无需做任何处理
B.临床标本常规处理即可
C.培养基从冰箱中取出后,即可接种
D.临床标本应注意保温保湿
E.培养基在培养箱中预温后使用

5.一位痢疾患者,留取脓血便送检,致病菌分离培养最应该选用的培养基是(　　)。
A.巧克力培养基
B. KIA 培养基
C.水解酪蛋白胨(M-H)培养基
D. SS 培养基
E.特殊培养基

情景二 临床常见标本的采集与转运

情景描述

某临床微生物检验实验室共接收了4位患者，初步的临床诊断分别是菌血症、尿道炎、肺炎和肠炎。

学前导语

临床标本的正确采集和送检是细菌学检验的关键一步，直接关系到实验的成败。临床微生物检验标本种类繁多，作为值班医生如何正确采集或指导患者正确采集临床标本呢？

实验一 血液标本的采集与转运

实验导入

【实验目的】

(1)掌握采集血培养标本的方法；熟悉临床细菌学检验患者采血的指征。

(2)能正确、顺利采集血培养标本，并能进行前处理。

(3)增强尊重、关心、爱护患者的意识，树立无菌操作的观念，培养一丝不苟、认真核对的职业素养。

【学情探测】

(单项选择题)

1.疑似细菌性心内膜炎时，采血选取的最佳部位是(　　)。

A.肘静脉　　B.肘动脉

C.大隐静脉　　D.颈静脉

E.桡静脉

2.血培养瓶中均含有聚茴香脑磺酸钠(SPS),其作用不包括(　　)

A.抗凝　　B.抑制杀菌物质

C.中和抗菌药物　　D.灭活补体

E.中和抗体

3.自动化血液培养仪要求成人采血量通常是(　　)。

A. 8~10 mL　　B. 1~5 mL

C. 2~5 mL　　D. 1 mL

E. 5~10 mL

4.疑似细菌性骨髓炎或伤寒患者,应采集的标本为(　　)。

A.动脉血　　B.静脉血

C.尿液　　D.骨髓

E.粪便

5.细菌性检查的血液标本接种到培养瓶后,以下操作错误的是(　　)。

A.轻轻颠倒混匀　　B.可暂放常温室内

C.立即送检　　D.可暂放冰箱

E.保温送检

实验过程

【实验准备】

(1)培养基:需氧培养瓶、厌氧培养瓶。

(2)其他:检验申请单、75%乙醇、10%碘伏、无菌棉签、20 mL 注射器、止血带等。

(3)角色扮演、人员分工。

【实验内容】

1.标本的采集(以肘静脉为例)

(1)准备:取需氧培养瓶、厌氧培养瓶各 1 支(根据需要加相应抗菌药物中和剂),核对检验申请单和患者信息一致后,标记血培养瓶(现多粘贴条形码)。

(2)检查注射器:打开一次性注射器包装,将针头和针筒紧密连接,并使针头斜面对准针筒刻度,抽拉针栓检查有无阻塞和漏气。最后排尽注射器中的空气,备用。

(3)选择静脉:受检者取坐位,前臂水平伸直置于桌面垫枕上。暴露穿刺部位,选择容易固定、明显可见的肘正中静脉。

(4)消毒:先用 75%乙醇棉签在选定的静脉穿刺部位从内向外,顺时针方向消毒皮肤;待乙醇挥发后,再用 10%碘伏棉签以同样方式擦拭皮肤;待碘伏挥发后,再用 75%乙醇棉签以同样方式拭去碘迹,待干。

(5)扎压脉带:在采血部位上端约 6 cm 处扎紧压脉带(松紧适度),并嘱患者反复握拳几次后紧握拳头,使静脉充盈显露。

(6)穿刺:取下针头无菌帽,左手拇指绷紧皮肤并固定静脉穿刺部位下端,右手拇指和中指持注射器针筒,食指固定针头下座,使针头斜面和针筒刻度向上,沿静脉走向使针头与皮肤呈30°快速刺入皮肤,然后呈5°向前穿破静脉进入静脉腔。见回血后,再将针头顺势沿血管方向前进少许,以免采血针头滑出,但不可用力深刺,防止穿透血管壁而造成血肿。

(7)抽血:穿刺成功后右手固定注射器,左手松压脉带后,再缓缓抽动注射器针栓至所需血量20 mL。嘱受检者放松拳头,用消毒干棉签压住穿刺点,迅速拔出针头。嘱受检者继续按压穿刺点数分钟。

(8)接种:消毒血培养瓶后,迅速将血液接种到需氧培养瓶和厌氧培养瓶中。轻轻颠倒混匀血培养瓶,以避免血液凝固。

(9)增菌培养:将血培养瓶立即放入血培养仪或35℃恒温培养箱中培养,并做好记录。

2.标本的转运 立即常温送检,1小时内运送至细菌室并放入培养箱。如不能立即送检,可室温保存(不超过24小时),切勿冷藏。

【质量保证】

(1)血液标本应尽量在使用抗菌药物之前采集,在症状典型期采集。

(2)为防止皮肤寄居菌的污染,对穿刺皮肤的消毒应严格执行“三步法”。消毒后的采血部位严禁用手触摸。消毒液作用时间一定要充足,以减少假阳性的发生。

(3)血液标本的采集和接种应严格执行无菌操作,同时注意对培养瓶瓶口的消毒。

(4)应严格控制血液和肉汤的比例(商品按厂家说明书进行),比例过高或过低均影响血培养阳性结果的检出率。

(5)血液注入厌氧培养瓶时,勿将注射器内的空气注入瓶内,避免破坏瓶内的无氧状态。接种后的血培养瓶应立即送检,切勿冷藏。

【废弃物处理】

(1)用过的注射器针头直接放入利器盒内(切勿手拔或回帽),当利器盒被盛至容积的3/4时封闭利器盒,由专人送往定点部门处理。

(2)用过的针筒放入消毒容器内,消毒后放入污物桶内;用过的消毒棉签放入污物桶内,由专人定期送往焚烧炉焚烧处理。

实验考核

【操作考核】

见表2-1-1。

表 2-1-1 血液标本的采集与转运考核表

实验环节	操作要点	评价标准	得分
实验准备（10 分）	仪表着装	仪表、着装不整扣 1 分	
	物品准备	缺少 1 种扣 0.5 分	
	物品布局	工作台面凌乱、物品摆放顺序错误扣 1 分	
	小组分工	角色不清扣 2 分	
核对与标记（30 分）	核对检验单与患者信息无误	未核对或核对错误扣 3 分	
	正确选取采血部位	找不到采血部位或部位选取错误扣 1 分	
	标记血培养瓶	未标记或标记错误扣 3 分	
皮肤消毒（20 分）	执行“三步法”	未执行“三步法”扣 5 分	
		消毒不充分或不规范扣 3 分	
		消毒后用手触摸采血部位扣 5 分	
采血接种（30 分）	正确采血	1 次采血不成功扣 2 分	
		采血量不足扣 2 分	
		标本发生溶血扣 2 分	
	正确接种	未消毒培养瓶瓶口扣 2 分	
		厌氧培养瓶注入空气扣 5 分	
	正确送检	标本未及时送检扣 1 分	
		标本放冰箱扣 5 分	
	前处理	未及时放入血培养仪扣 1 分	
		未及时记录扣 1 分	
废弃物处理（5 分）	注射器针头	针头未放入利器盒扣 1 分	
		手拔针头或回帽扣 1 分	
	注射器针筒	未放入消毒缸扣 1 分	
	消毒棉签	未放入指定容器扣 1 分	
结束整理（5 分）	工作台及物品	未按要求整理台面和物品扣 2 分	
	个人用品	未洗手或洗手方法错误扣 1 分；未脱防护服或防护服折叠方法错误扣 1 分	
总分：			

【学情检测】

（多项选择题）

1.下列细菌可以进入血液导致疾病的是(　　)。

A.志贺菌　　B.伤寒沙门菌

C.鼠疫耶尔森菌　　D.羊种布鲁氏菌

E.凝固酶阴性葡萄球菌

2.有关血液标本的采集与转运，正确的做法是(　　)。

A.在症状典型期采集标本

B.亚急性细菌性心内膜炎患者，采肘动脉或股动脉血为宜

C.婴幼儿每次采血 1~5 mL

D.一般在患者发热初期 1~2 天内或发热高峰时采集标本

E.未能及时送检的标本，可暂时冷藏保存

实验二　尿液标本的采集与转运

实验导入

【实验目的】

(1)掌握临床微生物检验尿液标本的采集、保存和运输方法。

(2)能够对送检的尿液标本进行质量评价。

(3)具备吃苦耐劳的品质，树立保护患者隐私的职业素养。

【学情探测】

（单项选择题）

1.尿液标本的细菌学检查最常用的采集方法是(　　)。

A.中段尿采集法　　B.导尿采集法

C.膀胱穿刺采集法　　D.留 24 小时尿采集法

E.肾盂尿采集法

2.疑为结核分枝杆菌引起的泌尿系感染患者收集尿液标本，下列叙述错误的是(　　)。

A.收集清晨全部尿液送检　　B. 24 小时尿沉渣 10~15 mL 送检

C.无菌导尿送检　　D.诊断尿路结核通常需 3~5 份标本

E.随机尿送检即可

3.进行细菌培养的尿液标本，一般应采集的量为(　　)。

A. 5~10 mL　　B. 10~20 mL

C. 20~25 mL　　　　D. 25~30 mL

E. 35~40 mL

4.临床送检做微生物学检验的尿液标本,错误的操作是(　　)。

A.无菌器皿盛装　　　　B.运送培养基中加入少许防腐剂

C.取晨起第一次尿液　　　　D.留取中段尿不少于 1 mL

E.多采集中段尿

5.对于普通细菌的培养,不能及时接种培养的尿液标本可暂放 4℃冰箱,但不能超过(　　)。

A. 0.5 小时　　　　B. 1 小时

C. 3 小时　　　　D. 2 小时

E. 8 小时

实验过程

【实验准备】

(1)清洁消毒用品:肥皂水、无菌生理盐水、无菌纱布等。

(2)器材:无菌带盖塑料容器、记号笔等。

(3)角色扮演,人员分工。

【实验内容】

1.标本的采集(以中段尿为例)

(1)指导患者采集:尿液标本多由患者自行采集。当收到检验申请单后,应核对检验申请单和患者信息,并正确指导患者采集尿液标本。

(2)明确标记:在尿液盛装容器和检验申请单上,应准确标记患者姓名、性别、年龄、留尿的时间、抗菌药物的使用情况等信息(现多贴条形码)。

(3)采集方法:女性患者先以肥皂水清洗会阴部,再用生理盐水冲洗尿道口周围,用无菌纱布擦干,用手指将阴唇分开排尿,弃去前段尿,留取中段尿 10~20 mL 于无菌容器中,加盖送检。男性患者应翻转包皮,用肥皂水清洗阴茎,再用无菌生理盐水冲洗尿道口周围,无菌纱布擦干后开始排尿,弃去前段尿,留取中段尿 10~20 mL 于无菌容器中,加盖送检。

2.标本的转运　及时送检、及时接种。不能及时送检的标本可临时存放在 4℃冰箱内,但不得超过 2 小时。淋病奈瑟菌培养的尿液标本不得冷藏保存。

【质量保证】

(1)标本采集后应立即送检,放置时间过长会导致感染菌和杂菌过度生长,影响诊断的准确性。

(2)细菌培养的尿液标本不得加入防腐剂和消毒剂。

(3)应在抗菌药物使用前采集尿液标本,在采集的过程中应尽量避免正常菌群的污染。

【废弃物处理】

(1)使用完毕的尿液及时倒入污物桶,消毒处理后弃去。

(2)用过的盛尿容器放入消毒容器内,消毒后置污物桶内,定期焚烧处理。

实验考核

【操作考核】

见表 2-2-1。

表 2-2-1　尿液标本的采集与转运考核表

<table>
<tr><th>实验环节</th><th>操作要点</th><th>评价标准</th><th>得分</th></tr>
<tr><td rowspan="4">实验准备
(10 分)</td><td>仪表着装</td><td>仪表、着装不整扣 1 分</td><td rowspan="4"></td></tr>
<tr><td>物品准备</td><td>缺少 1 种扣 0.5 分</td></tr>
<tr><td>物品布局</td><td>工作台面凌乱、物品摆放顺序错误扣 1 分</td></tr>
<tr><td>小组分工</td><td>角色不清扣 2 分</td></tr>
<tr><td rowspan="3">核对与标记
(20 分)</td><td>核对检验单与患者信息无误</td><td>未核对或核对错误扣 3 分</td><td rowspan="3"></td></tr>
<tr><td>正确指导患者留取标本</td><td>未指导或指导错误扣 5 分;指导不足或态度不好扣 3 分</td></tr>
<tr><td>标记盛尿容器</td><td>未标记或标记错误扣 10 分</td></tr>
<tr><td rowspan="7">标本的采集
(40 分)</td><td>采集前准备</td><td>未清洁扣 5 分</td><td rowspan="7"></td></tr>
<tr><td rowspan="6">采集标本</td><td>尿液量过少扣 3 分</td></tr>
<tr><td>未直接留入无菌容器扣 20 分</td></tr>
<tr><td>盛尿容器不清洁、无盖扣 20 分</td></tr>
<tr><td>未留取中段尿扣 10 分</td></tr>
<tr><td>未留取晨尿扣 10 分</td></tr>
<tr><td>尿液外溢扣 5 分</td></tr>
<tr><td rowspan="4">标本的转运
(20 分)</td><td rowspan="2">及时送检</td><td>送检不及时扣 2 分</td><td rowspan="4"></td></tr>
<tr><td>超过 2 小时送检扣 5 分</td></tr>
<tr><td rowspan="2">临时保存标本</td><td>冰箱保存时间超过 8 小时扣 5 分</td></tr>
<tr><td>不能放入冰箱的培养标本放入冰箱扣 20 分</td></tr>
<tr><td rowspan="2">废弃物的处理
(5 分)</td><td>尿液</td><td>未倒入消毒缸消毒扣 2 分</td><td rowspan="2"></td></tr>
<tr><td>盛尿容器</td><td>未放入指定容器扣 2 分</td></tr>
<tr><td rowspan="2">结束整理
(5 分)</td><td>工作台及物品</td><td>未按要求整理台面和物品扣 2 分</td><td rowspan="2"></td></tr>
<tr><td>个人用品</td><td>未洗手或洗手方法错误扣 1 分;未脱防护服或防护服折叠方法错误扣 1 分</td></tr>
<tr><td colspan="4">总分:</td></tr>
</table>

【学情检测】

（多项选择题）

1.临床微生物检验的尿液标本，下列叙述正确的是（　　）。

A.进行结核分枝杆菌检查时，最好用带螺旋的有盖容器盛装

B.尿中加入少量防腐剂

C.最好为晨起第一次尿

D.留取中段尿不少于 10 mL

E.厌氧菌培养采用膀胱穿刺采集法采集尿液

2.有关尿液标本的采集与转运，正确的做法是（　　）。

A.指导患者清洗外阴后留尿　　B.室温保存不超过 2 小时

C.夏天可加入少量防腐剂　　D.培养淋球菌的标本不能放冰箱保存

E.标本采集后应做好相应标记

实验三　痰液标本的采集与转运

实验导入

【实验目的】

(1)掌握临床微生物检验痰液标本的采集、保存和运输方法。

(2)能够对送检的痰液标本进行质量评价。

(3)具备吃苦耐劳的品质，增强生物安全的防护意识，树立环保理念。

【学情探测】

（单项选择题）

1.细菌学检验的痰液的最佳标本是（　　）。

A.晨痰　　B. 12 小时痰

C. 24 小时痰　　D.即时痰

E.鼻咽部分泌物

2.自然咳痰法采集痰液标本的量一般为（　　）。

A. 0.1 mL　　B. 0.2 mL

C. 0.3 mL　　D. 0.5 mL

E. ≥1 mL

3.合格的痰液标本，其白细胞数和鳞状上皮细胞数分别（　　）。

A.≥5/低倍镜视野，< 10/低倍镜视野

B.≥10/低倍镜视野,<15/低倍镜视野
C.≥15/低倍镜视野,<20/低倍镜视野
D.≥20/低倍镜视野,<20/低倍镜视野
E.≥25/低倍镜视野,<10/低倍镜视野

4.痰液标本的采集方法,包括(　　)。

A.自然咳痰法　　B.气管镜采集法
C.胃内采痰法　　D.气管穿刺法
E.环甲膜穿刺法

5.适用于厌氧菌培养的痰液,其采集方法为(　　)。

A.自然咳痰法　　B.气管镜采集法
C.胃内采痰法　　D.气管穿刺法
E.咽拭子采集法

实验过程

【实验准备】

(1)清洁消毒用品:漱口液、清水等。

(2)器材:无菌带盖塑料容器、记号笔等。

(3)角色扮演,人员分工。

【实验内容】

1.标本的采集

(1)核对检验申请单和患者信息,并正确指导患者采集痰液标本,同时对痰液盛装容器做好标记。

(2)自然咳痰法:提醒患者清晨起床后,用漱口液或清水反复漱口,然后用力自气管深部咳出脓痰,置无菌容器中尽快送检。痰量少或无痰的患者可雾化吸入10% NaCl溶液,使痰液易于排出。

(3)小儿取痰法:用弯压舌板向后压舌,将棉拭子深入咽部,小儿经压舌刺激咳嗽时,可咳出肺部和气管的分泌物,粘在棉拭子上。对于咳痰量少的幼儿,可轻轻压迫胸骨上部的气管,使其咳嗽,然后用无菌棉拭子采集。

2.标本的转运　尽可能快地运送和处理。如不能及时处理,可选择运送培养基保存标本,但不应超过24小时。室温保存不超过2小时。

【质量保证】

(1)痰液标本以晨痰为佳,咳前需充分漱口,减少口腔正常菌群的污染。采集的痰液标本必须是肺深部的痰液而不是唾液。

(2)标本采集后应及时送检,以防某些细菌在外环境中死亡。做结核分枝杆菌或真菌培养的痰液如不能及时送检,应放入4℃冰箱,以免杂菌生长。

(3)做结核分枝杆菌检查,最好收集 24 小时痰液。

【废弃物处理】

使用完毕的痰液连同痰盒放入污物桶内消毒后,定期焚烧处理。

实验考核

【操作考核】

见表 2-3-1。

表 2-3-1 痰液标本的采集与转运考核表

实验环节	操作要点	评价标准	得分
实验准备(10 分)	仪表着装	仪表、着装不整扣 1 分	
	物品准备	缺少 1 种扣 0.5 分	
	物品布局	工作台面凌乱、物品摆放顺序错误扣 1 分	
	小组分工	角色不清扣 2 分	
核对与标记(20 分)	核对检验单与患者信息无误	未核对或核对错误扣 3 分	
	正确指导患者留取标本	未指导或指导错误扣 5 分;指导不足或态度不好扣 3 分	
	标记痰液容器	未标记或标记错误扣 10 分	
标本的采集(40 分)	采集前准备	未清洁口腔扣 5 分	
	采集标本	痰液量过少扣 3 分	
		未留入无菌容器扣 20 分	
		容器不清洁、无盖扣 20 分	
		未留取深部脓痰扣 10 分	
标本的转运(20 分)	及时送检	送检不及时扣 2 分	
		超过 2 小时送检扣 5 分	
	暂存标本	不能放入冰箱的培养标本放入冰箱扣 20 分	
废弃物的处理(5 分)	痰液及盛装容器	未消毒扣 2 分	
		未放入指定容器扣 2 分	
结束整理(5 分)	工作台及物品	未按要求整理台面和物品扣 2 分	
	个人用品	未洗手或洗手方法错误扣 1 分;未脱防护服或防护服折叠方法错误扣 1 分	
总分:			

【学情检测】

（多项选择题）

1.有关呼吸道标本采集和运送的描述，正确的是（　　）

A.留痰前漱口的目的是减少正常菌群的污染

B.标本采集后应及时送检

C.做结核分枝杆菌检查，最好收集24小时痰液

D.做结核分枝杆菌或真菌培养的痰液应放入4℃冰箱保存

E.痰培养标本可采集浅部痰液

2. 痰液标本的前处理，一般包括（　　）

A.痰液的粉碎　　　　B.痰液的均质化

C.痰液的净化　　　　D.痰液的酸处理

E.痰液的碱处理

实验四　粪便标本的采集与转运

实验导入

【实验目的】

（1）掌握临床微生物检验粪便标本的采集、保存和运输方法。

（2）能够对送检的粪便标本进行质量评价。

（3）具备吃苦耐劳的品质，培养敏锐的观察力和严肃认真的职业素养。

【学情探测】

（单项选择题）

1.下列匹配错误的是（　　）。

A.霍乱—米泔水样便　　　　B.菌—脓血便

C. EHEC—肠出血性大肠埃希菌　　　　D.伤寒沙门菌—高盐甘露醇琼脂

E.艰难梭菌—伪膜性肠炎

2.直肠肛拭子采集粪便标本时，拭子插入肛门的深度为（　　）。

A.成人6~8 cm　　　　B.幼儿2~3 cm

C.成人8~10 cm　　　　D.幼儿4~5 cm

E.均为4~5 cm

3.疑为霍乱弧菌感染患者的粪便，其最佳运送培养基为（　　）。

A.无菌生理盐水　　　　B.碱性蛋白胨水

C. Cary-Blair 培养基　　D.亚硒酸盐增菌液

E. GN 增菌液

4.疑为痢疾志贺菌感染患者的粪便,其最佳运送培养基为(　　)。

A.无菌生理盐水　　B.碱性蛋白胨水

C. Cary-Blair 培养基　　D. PBS 缓冲液

E.肉汤增菌液

5.临床最常引起肠道感染的病原菌是(　　)。

A.金黄色葡萄球菌　　B.志贺菌属

C.肠杆菌属　　D.霍乱弧菌

E.小肠结肠炎耶尔森菌

实验过程

【实验准备】

(1)转运液:pH 7.0 的磷酸盐甘油缓冲液(0.033 mol/L 磷酸盐缓冲液与等体积甘油的混合液)、卡-布(Cary-Blair)运送培养基等。

(2)器材:无菌带盖容器、竹签、标签、记号笔等。

(3)角色扮演,人员分工。

【实验内容】

1.标本的采集

(1)核对检验申请单和患者信息,并正确指导患者采集粪便标本,同时对粪便盛装容器做好标记。

(2)自然排便法:在干燥清洁的便盆自然排便后,挑取有脓血、黏液部分的粪便 2~3 g,液状粪便取絮状物 1~3 mL,盛于无菌的广口瓶(或蜡纸盒)中或置于保存液(或增菌液)中送检。若无脓血、黏液,则在粪便上多点采集送检。结核分枝杆菌培养可取 3~5 g 粪便。

(3)直肠拭子采集法:用肥皂水将肛门周围洗净,将蘸有无菌生理盐水的棉拭子插入肛门 4~5 cm (儿童 2~3 cm)处,棉拭子与直肠黏膜表面接触,轻轻旋转后取出,装入无菌试管或保存液中送检。

2.标本的转运　尽快送检,提倡使用运送培养基送检。如志贺菌检验用标本常用卡-布运送培养基或 pH 7.0 的磷酸盐甘油缓冲液送检。霍乱弧菌检验用标本常用碱性蛋白胨水送检。

【质量保证】

(1)最好采集急性期、使用抗菌药物前的粪便标本,进行床边接种。

(2)肠道内存在大量菌群,采集标本时应挑取典型粪便进行送检;根据拟检查病原菌的不同,选择适宜的运送培养基进行运送。

【废弃物处理】

使用完毕的粪便标本放污物桶内消毒后焚烧处理。

实验考核

【操作考核】

见表 2-4-1。

表 2-4-1　粪便标本的采集与转运考核表

实验环节	操作要点	评价标准	得分
实验准备（10 分）	仪表着装	仪表、着装不整扣 1 分	
	物品准备	缺少 1 种扣 0.5 分	
	物品布局	工作台面凌乱、物品摆放顺序错误扣 1 分	
	小组分工	角色不清扣 2 分	
核对与标记（20 分）	核对检验单与患者信息无误	未核对或核对错误扣 3 分	
	正确指导患者留取标本	未指导或指导错误扣 5 分；指导不足或态度不好扣 3 分	
	标记盛装容器	未标记或标记错误扣 10 分	
标本的采集（40 分）	采集标本	标本量过少扣 3 分	
		未留入无菌容器扣 20 分	
		采集容器不清洁、无盖扣 20 分	
		未留取典型病变标本扣 10 分	
标本的转运（20 分）	及时送检	送检不及时扣 2 分	
		超过 2 小时送检扣 5 分	
		转运培养基选择错误扣 20 分	
	暂存标本	不能放入冰箱的培养标本放入冰箱扣 20 分	
废弃物的处理（5 分）	粪便及盛装容器	未消毒扣 2 分	
		未放入指定容器扣 2 分	
结束整理（5 分）	工作台及物品	未按要求整理台面和物品扣 2 分	
	个人用品	未洗手或洗手方法错误扣 1 分；未脱防护服或防护服折叠方法错误扣 1 分	
总分：			

【学情检测】

（多项选择题）

1.有关粪便标本的采集，正确的是(　　)。

A.尽量在病程的早期和治疗前采集

B.采集新鲜粪便

C.不能及时送检的标本应置于塑料盒中保存送检

D.对可疑带菌者,可重复多次采样送检

E.勿粪尿相混,否则影响阳性检出率

2.对于粪便标本的运送培养基,下列匹配正确的是(　　)。

A.霍乱弧菌—碱性蛋白胨水

B.志贺菌—Cary-Blair 培养基

C.沙门菌—亚硒酸盐增菌液

D.副溶血弧菌—Cary-Blair 培养基

E.小肠结肠炎耶尔森菌—pH 7.4 PBS 缓冲液

情景三　临床标本的形态学检查

情景描述

患者，女性，18 岁，因"发热 5 天，咳嗽、咳痰 2 天"入院。患者的痰液呈铁锈色，临床初步诊断为大叶性肺炎，申请进行痰涂片检查肺炎链球菌。检验医生接收到标本后，先进行涂片、革兰染色镜检，找到革兰阳性双球菌（有荚膜），同时发现少量细长、略带弯曲的革兰阳性（着色不佳）杆菌（疑为结核分枝杆菌）。随后进行抗酸染色镜检，发现抗酸阳性杆菌。于是临床报告结果为"镜下找到革兰阳性双球菌、矛头状、有荚膜，疑为肺炎链球菌；同时找到抗酸阳性杆菌"。

学前导语

形态学检查是细菌检验常用的手段之一，而革兰染色法是细菌形态学检查最常用的染色方法，据此可把细菌分成革兰阳性菌和革兰阴性菌两大类。抗酸染色法主要用于结核分枝杆菌的检查。熟练掌握这两种染色方法是微生物检验工作者的基本素质。当然，某些细菌的形态、结构检查还需要特殊染色技术。

实验一　革兰染色法

实验导入

【实验目的】

（1）熟练掌握革兰染色技术、革兰染色结果的判读方法。

（2）学会细菌制片技术，能应用革兰染色法鉴定或鉴别细菌。

（3）培养无菌操作的观念，增强生物安全防范的意识，培养敏锐的观察力和耐心细致的职业素养。

【学情探测】

（单项选择题）

1.观察细菌形态时，应使用光学显微镜的（　　）。

A. ×10 低倍镜　　B. ×40 低倍镜

C. ×50 高倍镜　　D. ×80 高倍镜

E. ×100 油镜

2.革兰染色阳性菌呈（　　）。

A.蓝色　　B.绿色

C.紫色　　D.红色

E.黄色

3.革兰染色的顺序是（　　）。

A.结晶紫—乙醇—碘液—复红　　B.复红—碘液—乙醇—结晶紫

C.复红—结晶紫—碘液—乙醇　　D.结晶紫—碘液—乙醇—复红

E.复红—乙醇—结晶紫—碘液

4.革兰染色常用媒染剂是（　　）。

A.碘液　　B.苯酚

C.明矾　　D.沙黄

E.结晶紫

5.与革兰染色有关的细菌结构是（　　）。

A.中介体　　B.核质

C.细胞膜　　D.细胞壁

E.质粒

实验过程

【实验准备】

（1）标本：金黄色葡萄球菌、大肠埃希菌 18～24 小时的培养物（可根据实际情况选用其他标本）。

（2）革兰染色液：结晶紫染液、卢戈碘液、95%乙醇、沙黄或稀释复红染液。

（3）其他：无菌生理盐水、载玻片、接种环、酒精灯、普通光学显微镜、香柏油、擦镜纸、污物缸等。

【实验内容】

1.涂片　取一张洁净载玻片，用接种环加无菌生理盐水 1～2 环于其中央，无菌挑取待检菌落少许，涂布于生理盐水中，用接种环研磨，涂成均匀、直径约 1 cm 的菌膜（如为液体培养物，则不需要加生理盐水，直接涂于载玻片中央），烧灼接种环后放回原处。

2.干燥　将涂片置室温下自然干燥或在火焰上方用热空气烘干，切忌涂片距火焰过近，以免温度过高。

3.固定　用手或玻片夹夹住玻片一端，使涂片以钟摆速度来回通过酒精灯火焰外焰3次，以杀死细菌并使菌体牢固地黏附于载玻片上。

4.染色

(1)初染：滴加数滴结晶紫染液于已固定的菌膜上，染色1分钟，水洗。

(2)媒染：滴加数滴卢戈碘液，媒染1分钟，水洗。

(3)脱色：滴加95%乙醇脱色，摇动标本片至无紫色脱下为止，约30秒，水洗。

(4)复染：滴加稀释复红染液或沙黄数滴，染色1分钟，水洗。将标本片用吸水滤纸吸干或自然干燥。

5.镜检　将标本片置于显微镜载物台上，先用低倍镜寻找视野，再换用油镜观察染色结果。葡萄球菌染呈紫色，为革兰阳性菌(G^+)，大肠埃希菌染呈红色，为革兰阴性菌(G^-)。

【质量保证】

(1)涂片时，挑取菌量要适宜，菌膜涂布要均匀。菌液涂匀后，从其上方观察玻片下文字，以文字模糊不清为宜。

(2)在火焰上方烘干细菌涂片时切忌温度过高，固定菌体时的温度和时间要适当。

(3)染色时，染液以覆盖菌膜为宜。脱色时间应根据细菌涂片厚薄而定，菌膜厚时要适当延长脱色时间。

(4)水洗时，将玻片倾斜，以细小水流冲于玻片上端，使水流沿玻片斜面流下，切忌将水流直接冲击菌膜部位，以免菌膜脱落。

(5)染液要新鲜配制使用，防止污染，勿使用陈旧染液，以免影响染色结果。

【废弃物处理】

(1)染色废液及时倒入污物桶，加消毒剂消毒后定期由专人统一处理。

(2)使用过的滤纸、擦镜纸等放入污物桶，定期焚烧处理；一次性玻片直接放入利器盒，并定期高压灭菌处理。

(3)使用完毕的菌悬液、培养物均需高压灭菌后，进行无害化处理。

【结果与报告】

1.观察、记录

(1)用红蓝铅笔在图3-1-1和图3-1-2中绘出显微镜下所见的细菌，注意要表现出其形态、颜色及排列方式。

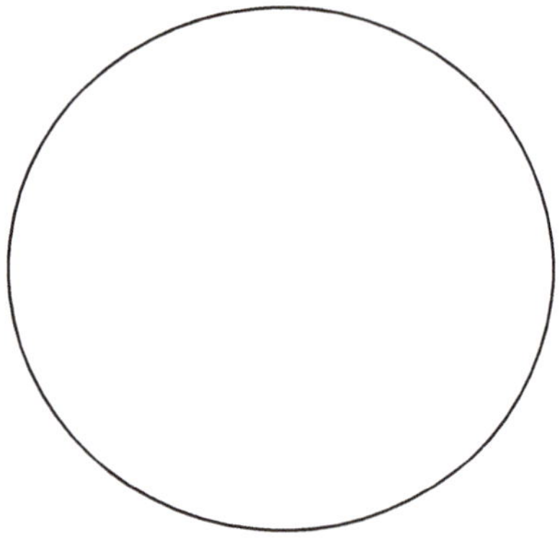

图 3-1-1　金黄色葡萄球菌

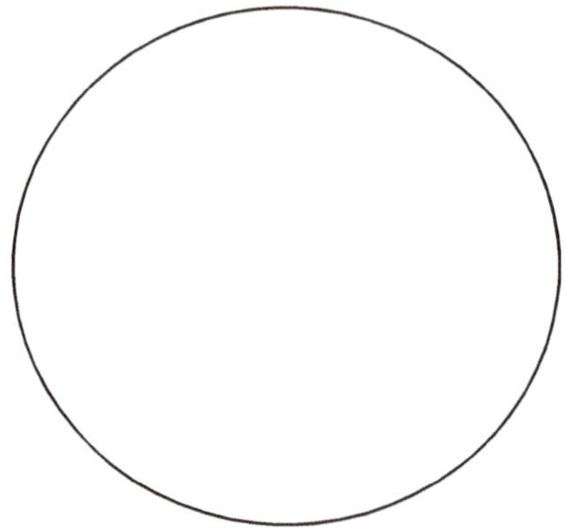

图 3-1-2　大肠埃希菌

(2)根据镜下所见,填写表 3-1-1。

表 3-1-1　革兰染色镜检结果

标本	形态排列	颜色	染色性
大肠埃希菌			
金黄色葡萄球菌			

2.结果报告　镜下找到革兰__________球(杆)菌,呈__________排列。

实验考核

【操作考核】

见表 3-1-2。

表 3-1-2　革兰染色法考核表

实验环节	操作要点	评价标准	得分
实验准备(10 分)	仪表着装	仪表、着装不整扣 1 分	
	物品准备	缺少 1 种扣 0.5 分	
	物品布局	工作台面凌乱、摆放顺序错误扣 1 分	
制备涂片(20 分)	标记玻片	未标记或标记错误扣 1 分	
	点灯	方法错误扣 1 分	
	涂片	接种环使用不规范扣 1 分	
		生理盐水和细菌比例错误扣 2 分	
		接种环未冷却取菌扣 1 分	
		涂片不均、过厚、过大或过小扣 1 分	
	干燥	未完全干燥或干燥方法错误扣 1 分	

续表

实验环节	操作要点	评价标准	得分
制备涂片（20分）	固定	速度过快、过慢，次数过多、过少，均扣1分	
	熄灯	方法错误或未及时熄灯扣1分	
革兰染色（20分）	初染、媒染、脱水、复染	未检查染液质量扣1分	
		染色顺序错误或漏缺某一染色步骤扣5分	
		染色液过多或过少扣2分	
		染色时间过长或过短扣2分	
		脱色不充分扣5分	
		洗涤涂片方法错误扣2分	
镜检（40分）	显微镜使用	未用低倍镜找视野扣1分	
		使用油镜不当、压坏玻片等扣2分	
		找不到细菌扣10分	
		未擦拭或方法不当扣2分	
		未能正确复位显微镜扣1分	
	镜检结果	绘制错误或未绘制扣2分	
		描述菌体颜色、形态、排列错误各扣1分	
		指认菌体 G^+ 或 G^- 错误扣5分	
		红色、紫色不清晰扣1分	
	结果报告	书写报告错误或报告正确但与染色结果描述不一致扣5分	
废弃物处理（5分）	细菌培养物	未放入指定位置或不处理扣1分	
	废液	未倒入污物桶或未消毒扣1分	
	其他废弃物	未按要求处理扣1分	
结束整理（5分）	工作台及物品	未按要求整理台面和物品扣2分	
	个人用品	未洗手或洗手方法错误扣1分；未脱防护服或防护服折叠方法错误扣1分	
总分：			

【学情检测】

（多项选择题）

1.革兰染色过程中所使用的试剂包括(　　)。

A.结晶紫　　B.卢戈碘液

C. 95%乙醇　　D. 75%乙醇

E.苯酚复红

2.革兰染色的临床意义,包括(　　)。

A.鉴别细菌　　B.指导临床合理使用抗菌药物

C.了解细菌的致病性　　D.观察细菌的颜色

E.以上均是正确的

3.革兰染色法中,固定的目的是(　　)。

A.杀死细菌　　B.使菌体牢固地黏附于载玻片上

C.改变细菌通透性,利于和染料结合　　D.防止在染色过程中被染液和水冲掉

E.利于显微镜下观察

实验二　抗酸染色法

实验导入

【实验目的】

(1)熟练掌握抗酸染色技术、染色结果的判读方法。

(2)学会细菌制片技术,能应用抗酸染色法鉴定或鉴别细菌。

(3)培养无菌操作的观念,增强生物安全防范的意识,培养敏锐的观察力和耐心细致的职业素养。

【学情探测】

（单项选择题）

1.下列细菌抗酸染色阳性的是(　　)。

A.白喉棒状杆菌　　B.金黄色葡萄球菌

C.铜绿假单胞菌　　D.草绿色链球菌

E.结核分枝杆菌、麻风分枝杆菌

2.抗酸染色法常用脱色剂为(　　)。

A. 1%盐酸　　B. 3%盐酸乙醇

C. 95%乙醇　　D.无水乙醇

E. 5%盐酸乙醇

3.下列不属于抗酸染色法所用染料的是(　　)。

A. 5%苯酚复红

B. 3%盐酸乙醇

C. 95%乙醇

D.吕氏亚甲蓝

E.亚甲蓝

4.抗酸染色镜检时,100~300个视野内发现1~2条抗酸杆菌,应报告为(　　)。

A. ±

B. +

C. 2+

D. 3+

E. 4+

5.结核分枝杆菌经抗酸染色后,菌体呈(　　)。

A.紫色

B.红色

C.蓝色

D.黄绿色

E.棕褐色

实验过程

【实验准备】

(1)标本:结核患者的痰标本或正常人的痰液+卡介苗。

(2)革兰染色液:5%苯酚复红染液、3%盐酸乙醇、吕氏亚甲蓝染液。

(3)其他:载玻片、接种环、酒精灯、普通光学显微镜、香柏油、擦镜纸、污物桶等。

【实验内容】

1.涂片　用接种环或竹签挑取痰标本的干酪样或脓性部分,制成10 mm×10 mm大小的均匀薄涂片;或者制成20 mm×15 mm大小的厚膜涂片,自然干燥,火焰固定。

2.染色　采用萋-尼抗酸染色。

(1)初染:用木夹夹住已固定的玻片,滴加5%苯酚复红染液,以覆盖标本为度,在酒精灯火焰上缓缓加温,切勿煮沸,待染液微冒蒸气即暂时离开,如此反复数次,约维持5分钟。保持染液不干燥,若染液蒸发减少,可补加染液以防干涸,待标本片冷却后用水冲洗。

(2)脱色:用3%盐酸乙醇脱色,直至涂片无红色染液脱出为止,用水冲洗。

(3)复染:用吕氏亚甲蓝染液复染1分钟,用水冲洗后吸干,用油镜检查。

3.镜检　抗酸杆菌染成红色,为抗酸染色阳性,非抗酸杆菌及背景(包括细胞等)染成蓝色,为抗酸染色阴性。抗酸染色结果的报告如下。

(1)连续仔细观察至少300个视野,未发现抗酸杆菌,报告:-。

(2)300个视野内发现1~2条抗酸杆菌,报告:±。

(3)100个视野内发现3~9条抗酸杆菌,报告:+。

(4)10个视野内发现1~9条抗酸杆菌,报告:2+。

(5)每个视野内发现1~9条抗酸杆菌,报告:3+。

(6)每个视野内发现9条以上的抗酸杆菌，报告：4+。

【质量保证】

(1)结核患者的痰标本必须先进行高压蒸汽灭菌处理，所有操作均应在生物安全柜中进行，确保实验室生物安全。

(2)抗酸染色涂片一般自然干燥，再火焰固定。

(3)滴加苯酚复红染液时应覆盖整个痰膜，加热染色液时勿使染液沸腾或蒸干，及时补充染液以防干涸。水洗时，勿将水流直接冲击痰膜部位，以细小水流冲于载玻片上端，使水流沿载玻片斜面流下。

【废弃物处理】

(1)结核患者的痰标本必须先进行高压蒸汽灭菌处理，或连同痰盒直接焚烧处理。

(2)染色废液及时倒入污物桶，加消毒剂消毒后定期统一处理。

(3)使用过的滤纸、擦镜纸等放入污物桶，定期焚烧处理；一次性玻片直接放入利器盒，并定期高压灭菌处理。

【结果与报告】

1.观察、记录

(1)用红蓝铅笔在图3-2-1中绘出显微镜下所见的细菌，注意表现出其形态、颜色及排列方式。

图3-2-1　结核分枝杆菌

(2)根据镜下所见，填写表3-2-1。

表3-2-1　抗酸染色镜检结果

标本	形态排列	细菌颜色	染色性	分级报告
结核分枝杆菌				

2.结果报告　镜下找到抗酸阳性杆菌＿＿＿＿＿＿(“-”或“+”或“2+”)。

实验考核

【操作考核】

见表 3-2-2。

表 3-2-2　抗酸染色法考核表

实验环节	操作要点	评价标准	得分
实验准备（10分）	仪表着装	仪表、着装不整扣 1 分	
	物品准备	缺少 1 种扣 0.5 分	
	物品布局	工作台面凌乱、摆放顺序错误扣 1 分	
制备涂片（20分）	标记玻片	未标记或标记错误扣 1 分	
	点灯	方法错误扣 1 分	
	涂片	接种环使用不规范扣 1 分	
		接种环未冷却取菌扣 1 分	
		痰液挑取过多或过少扣 1 分	
		涂片不均、过厚、过大或过小扣 1 分	
	干燥	未完全干燥或干燥方法错误扣 1 分	
制备涂片（20分）	固定	速度过快、过慢，次数过多、过少，均扣 1 分	
	熄灯	方法错误或未及时熄灯扣 1 分	
抗酸染色（20分）	初染、助染、脱水、复染	未检查染液质量扣 1 分	
		染色顺序错误或漏缺某一染色步骤扣 5 分	
		染色液过少或干涸扣 2 分	
		染色时间过短扣 2 分	
		脱色不彻底扣 1 分	
		洗涤涂片方法错误扣 2 分	
镜检（40分）	显微镜使用	未用低倍镜找视野扣 1 分	
		使用油镜不当、压坏玻片等扣 2 分	
		找不到观察视野扣 10 分	
		未擦拭或方法不当扣 2 分	
		未能正确复位显微镜扣 1 分	

续表

<table>
<tr><th>实验环节</th><th>操作要点</th><th>评价标准</th><th>得分</th></tr>
<tr><td rowspan="5">镜检
（40 分）</td><td rowspan="4">镜检结果</td><td>绘制错误或未绘制扣 2 分</td><td rowspan="5"></td></tr>
<tr><td>描述菌体颜色、形态、排列错误各扣 1 分</td></tr>
<tr><td>染色性判断错误扣 5 分</td></tr>
<tr><td>红色、蓝色不清晰扣 1 分</td></tr>
<tr><td>结果报告</td><td>书写报告错误或报告正确但与染色结果描述不一致扣 5 分</td></tr>
<tr><td rowspan="3">废弃物处理
（5 分）</td><td>痰液</td><td>未放入指定位置、不处理或处理不当扣 2 分</td><td rowspan="3"></td></tr>
<tr><td>废液</td><td>未倒入污物桶或未消毒扣 1 分</td></tr>
<tr><td>其他废弃物</td><td>未按要求处理扣 1 分</td></tr>
<tr><td rowspan="2">结束整理
（5 分）</td><td>工作台及物品</td><td>未按要求整理台面和物品扣 2 分</td><td rowspan="2"></td></tr>
<tr><td>个人用品</td><td>未洗手或洗手方法错误扣 1 分；未脱防护服或防护服折叠方法错误扣 1 分</td></tr>
<tr><td colspan="4">总分：</td></tr>
</table>

【学情检测】

（多项选择题）

1.下列细菌中，萋-尼抗酸染色阳性的是(　　)。

A.结核分枝杆菌　　B.麻风分枝杆菌

C.耻垢分枝杆菌　　D.梅毒螺旋体

E.放线菌

2.属于萋-尼抗酸染色染料的是(　　)。

A.稀释苯酚复红　　B. 5%苯酚复红

C. 1%盐酸乙醇　　D. 3%盐酸乙醇

E.吕氏亚甲蓝

实验三　特殊染色法

实验导入

【实验目的】

(1)熟悉特殊染色技术、染色结果的判读方法。

(2)能应用特殊染色法鉴定或鉴别细菌。

(3)培养无菌操作观念,增强生物安全防范及自我防护意识。

【学情探测】

(单项选择题)

1.普通光学显微镜下看不到的特殊结构为(　　)。

A.荚膜　　B.鞭毛

C.普通菌毛　　D.细胞壁

E.芽孢

2.制作鞭毛染色的涂片、染色时,错误的操作是(　　)。

A.选择无划痕的玻片　　B.涂片自然干燥

C.用接种环轻轻搅拌,彻底混匀　　D.动作要小心轻柔,防止鞭毛脱落

E.银盐鞭毛染色液需现用现配

3.下列细菌中不能形成荚膜的有(　　)。

A.肺炎链球菌　　B.脑膜炎奈瑟菌

C.肺炎克雷伯菌　　D.变形杆菌

E.产气荚膜梭菌

4.下列细菌中不能形成芽孢的有(　　)。

A.炭疽芽孢杆菌　　B.蜡样芽孢杆菌

C.肉毒梭菌　　D.破伤风梭菌

E.白喉棒状杆菌

5.下列细菌中不能形成鞭毛的是(　　)。

A.变形杆菌　　B.痢疾志贺菌

C.产气肠杆菌　　D.霍乱弧菌

E.铜绿假单胞菌

实验过程

【实验准备】

(1)标本:变形杆菌肉汤培养物、枯草杆菌普通琼脂培养物、肺炎链球菌小鼠腹腔培养物。

(2)试剂:硝酸银鞭毛染色液(A 液、B 液)、芽孢染色液、黑斯(Hiss)荚膜染色液。

(3)其他:载玻片、接种环、酒精灯、普通光学显微镜、香柏油、擦镜纸、污物桶等。

【实验内容】

1.银盐鞭毛染色法

(1)制片:取洁净、光滑、无裂痕的玻片一张,无菌挑取肉汤培养液数环,置于玻片的一端,稍稍倾斜玻片,使菌液缓慢地流向另一端,用吸水纸吸去多余的菌液,置空气中自然干燥。

(2)染色:滴加 A 液,染 4~6 分钟后,用蒸馏水轻轻地充分洗净 A 液。用 B 液冲去残水后,再加 B 液于玻片上,在微火上加热至冒蒸汽,维持 0.5~1 分钟(加热时应随时补充蒸发掉的染料,不可使玻片干涸)。用蒸馏水轻轻冲洗,自然干燥。

(3)镜检:菌体呈深褐色,鞭毛呈浅褐色。

2.芽孢染色法 苯酚复红染色法

(1)制片:滴加无菌生理盐水 2~3 环于洁净载玻片上,挑取枯草杆菌培养物涂片,干燥后经火焰固定。

(2)染色:①初染:于制好的涂片上滴加苯酚复红染液,用微火加热,使染液冒蒸气(切勿煮沸),持续约 5 分钟,加热过程中要随时添加染液,勿让标本干涸,冷却后用水冲洗。②脱色:用 95%乙醇脱色约 2 分钟,水洗。③复染:加碱性亚甲蓝染液染色 0.5~1 分钟,水洗,干后镜检。

(3)镜检:芽孢染成红色,菌体呈蓝色。

3.黑斯(Hiss)荚膜染色法

(1)制片:提前数日于小白鼠腹腔注射肺炎链球菌菌液 0.2 mL, 小鼠死后解剖,取腹腔液印片。印片在空气中自然干燥,无需加热固定。

(2)染色:①滴加结晶紫染液染色 5~7 分钟。②用 20% $CuSO_4$ 溶液冲洗染液 2 次,勿水洗,吸水纸吸干后镜检。

(3)镜检:菌体及背景呈现紫色,荚膜呈淡蓝色或无色包绕在菌体周围。

4.常用染色液的配制

见附录一。

【质量保证】

(1)银盐鞭毛染色液必须现配现用,不能保存。染色用玻片干净无油污是鞭毛染色成功的先决条件。

(2)细菌鞭毛极细,很容易脱落,在整个操作过程中,必须小心,以防鞭毛脱落。

(3)荚膜为可溶性物质,很薄且易变形,可因激烈的冲洗而丢失或脱离,故荚膜染色时冲洗的动作要轻柔。

(4)加热可使菌体细胞收缩而于菌体周围形成一个清晰的环,易误认为是荚膜,所以荚膜染色时一般不加热固定。

【废弃物处理】

(1)染色废液及时倒入污物桶,加消毒剂消毒后定期统一处理。

(2)使用过的滤纸、擦镜纸等放入污物桶,定期焚烧处理;一次性玻片直接放入利器盒,并定期高压灭菌处理。

(3)使用完毕的菌悬液、培养物均需高压灭菌后进行无害化处理。

【结果与报告】

1.观察、记录

(1)用红蓝铅笔在图 3-3-1~图 3-3-3 中绘出显微镜下所见细菌的特殊结构、颜色及位置。

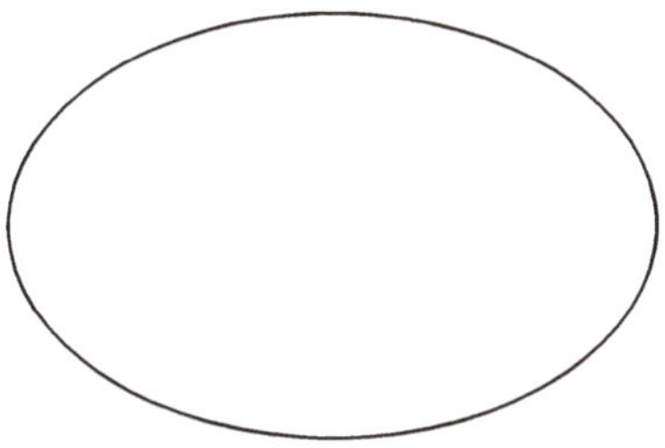

图 3-3-1　变形杆菌鞭毛

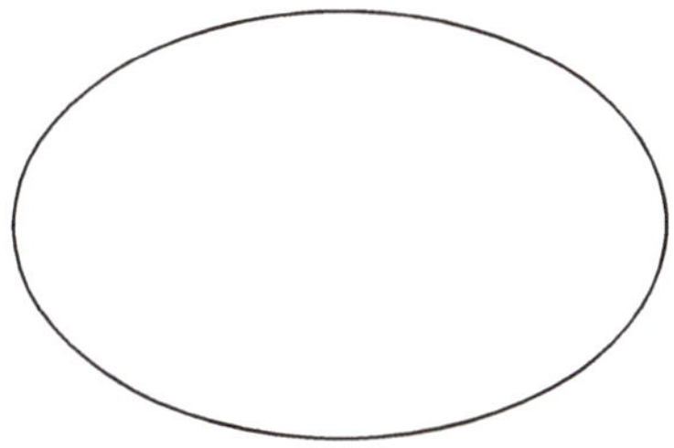

图 3-3-2　枯草杆菌芽孢

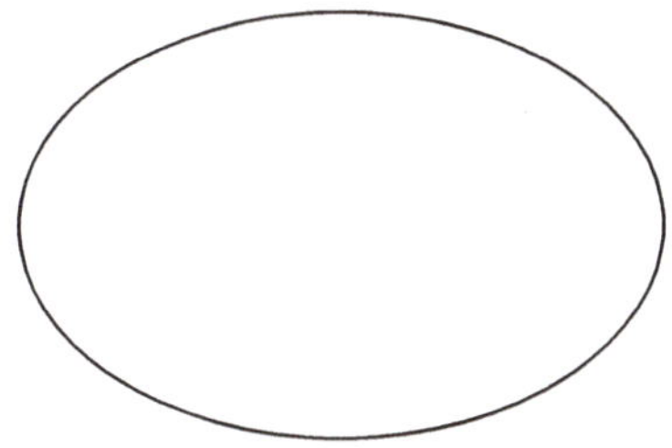

图 3-3-3　肺炎链球菌荚膜

(2)根据镜下所见,填写表 3-3-1。

表 3-3-1　细菌特殊结构染色镜检结果

标本	位置	菌体颜色	结构颜色
变性杆菌鞭毛			
枯草杆菌芽孢			
肺炎链球菌荚膜			

2.结果报告　描述细菌的特殊结构。

实验考核

【操作考核】

见表 3-3-2。

表 3-3-2　特殊染色法考核表

实验环节	操作要点	评价标准	得分
实验准备 (10 分)	仪表着装	仪表、着装不整扣 1 分	
	物品准备	缺少 1 种扣 0.5 分	
	物品布局	工作台面凌乱、摆放顺序错误扣 1 分	

续表

实验环节	操作要点	评价标准	得分
鞭毛染色（20 分）	标记	未标记或标记错误扣 1 分	
	制片	涂片时搅动菌液扣 2 分	
		玻片不干净扣 2 分	
		干燥方法错误扣 1 分	
	染色	未检查染液质量扣 2 分	
		B 液过少或染色过程中干涸扣 5 分	
		染色时间过长或过短扣 1 分	
		冲洗速度过快、过猛扣 2 分	
芽孢染色（20 分）	标记	未标记或标记错误扣 1 分	
	制片	玻片不干净扣 2 分	
		干燥方法错误扣 1 分	
	染色	未检查染液质量扣 2 分	
		染色过程中干涸扣 5 分	
		染色时间过长或过短扣 1 分	
		冲洗速度过快、过猛扣 2 分	
荚膜染色（20 分）	标记	未标记或标记错误扣 1 分	
	制片	玻片不干净扣 2 分	
		干燥方法错误扣 1 分	
	染色	未检查染液质量扣 2 分	
		染色过程中干涸扣 5 分	
		洗涤液选择错误扣 5 分	
		冲洗速度过快、过猛扣 2 分	
镜检（20 分）	显微镜使用	未用低倍镜找视野扣 1 分	
		使用油镜不当、压坏玻片等扣 2 分	
		找不到菌体及结构扣 10 分	
		未擦拭或方法不当扣 2 分	
		未能正确复位显微镜扣 1 分	
	镜检结果	绘制错误或未绘制扣 2 分	
		描述菌体及结构的颜色、位置错误各扣 1 分	
		染色结果不清晰扣 1 分	

续表

实验环节	操作要点	评价标准	得分
废弃物处理（5分）	细菌培养物	未放入指定位置或不处理扣1分	
	废液	未倒入污物桶或未消毒扣1分	
	其他废弃物	未按要求处理扣1分	
结束整理（5分）	工作台及物品	未按要求整理台面和物品扣2分	
	个人用品	未洗手或洗手方法错误扣1分；未脱防护服或防护服折叠方法错误扣1分	
总分：			

【学情检测】

（多项选择题）

1.需特殊染色才能在光学显微镜下看到的是(　　)。

A.荚膜　　B.菌毛

C.鞭毛　　D.芽孢

E.异染颗粒

2.有关特殊染色的描述，正确的是(　　)。

A.鞭毛染色用玻片应洁净、光滑、无划痕

B.细菌鞭毛很容易脱落，在染色时必须小心

C.荚膜染色时冲洗的动作要轻柔

D.苯酚复红染色，芽孢被染成红色

E. Hiss 染色，荚膜被染成蓝色

情景四 临床标本的分离培养

情景描述

某微生物检验实验室今日需要对1份血培养标本、1份粪便标本、2份尿液培养标本和2份痰液培养标本进行细菌性检验，检验前我们应做好哪些方面的工作呢？

学前导语

临床标本的细菌学检验是微生物实验室的重要工作，对于合格的临床标本应及时进行细菌的分离培养。要想得到一定数量的目的菌，需要合适的培养基、正确的分离接种方法和适宜的培养条件。让我们一起学习吧！

实验一 培养基的制备

实验导入

【实验目的】

(1)掌握常用培养基的种类和用途，培养基制备的基本流程。

(2)学会常用培养基的制备技术和质量检查法。

(3)培养无菌意识、树立质量观念，为将来微生物检验工作奠定基础。

【学情探测】

(单项选择题)

1.制备培养基时，通常pH的矫正范围为(　　)。

A. 7.4~7.6　　B. 6.8~7.2

C. 7.0~7.4　　D. 7.0~7.6

E. 6.8~7.0

2.培养基中为微生物生长繁殖提供能源的物质是(　　)。

A.碳源　　B.氮源

C.无机盐　　D.生长因子

E.水

3.下列不属于培养基质量检查的内容是(　　)。

A.无菌试验　　B.效果试验

C.平行试验　　D.精密度试验

E.准确度试验

4.下列属于选择性培养基的是(　　)。

A.普通培养基　　B. SS 培养基

C.血液培养基　　D.鲍-金培养基

E.罗-琴培养基

5.培养基制备的正确基本流程是(　　)。

A.调配、调节 pH、溶化、过滤、分装、灭菌、鉴定、保存

B.调配、溶化、过滤、调节 pH、分装、灭菌、鉴定、保存

C.调配、溶化、调节 pH、过滤、分装、灭菌、鉴定、保存

D.调配、调节 pH、溶化、过滤、灭菌、分装、鉴定、保存

E.调配、调节 pH、溶化、灭菌、过滤、分装、鉴定、保存

实验过程

【实验准备】

(1)试剂:蛋白胨、牛肉膏、氯化钠、蒸馏水、琼脂粉等。

(2)玻璃器材:三角烧瓶、烧杯、试管、玻璃棒、量筒、培养皿、吸管等。

(3)其他:天平、滤纸、纱布、胶塞、pH 试纸、高压蒸汽灭菌器等。

【实验内容】

1.培养基制备的基本程序　不同培养基的配制程序各不相同,但基本流程是相似的,主要包括调配、溶化、调节 pH、过滤、分装、灭菌、鉴定、保存这 8 个步骤。

(1)调配:先在三角烧瓶中加入少量蒸馏水,按培养基的配方准确称量各种成分,混悬于三角烧瓶的蒸馏水中,再加入蛋白胨等各种成分,以防其黏附于瓶底,最后以剩余的水冲洗瓶壁,振摇混匀。但有些物品如染料、指示剂、胆盐等,在矫正 pH 后方可加入。

(2)溶化:将各种成分混匀放入水中,在电炉上溶解,应随时搅拌,如有琼脂成分应防止外溢。注意补足失去的水分。

(3)调节 pH:用精密 pH 试纸矫正培养基的 pH,一般培养基的 pH 需矫正至 7.4~7.6,高压蒸汽灭菌后 pH 会降低 0.1~0.2。

方法:取一支试管加入培养基 5 mL,用精密 pH 试纸测其 pH,若测定试管中的培养基过酸

或过碱（多为过酸），可用0.1 mol/L 的 NaOH 或 0.1 mol/L 的 HCl 矫正，加酸或是加碱时要缓慢、准确，每加一滴后要充分摇匀，比色后再加一滴直至 pH 达到 7.4～7.6，准确记录加入的量。

为防止培养基中因矫正 pH 而加入过多的水，可将 0.1 mol/L 的 NaOH 换算成 1 mol/L 的 NaOH，培养基中加入所需 NaOH 后，充分混匀，再测 1 次，如仍未达到所需的 pH，再按上法矫正。

计算：设 5 mL 培养基矫正 pH 需 0.1 mol/L 的 NaOH 0.15 mL，现配置培养基 1 000 mL，需加 NaOH 量为：$5:1\,000=0.15:X$；$X=30$；如为 1 mol/L 的 NaOH，则需 3 mL。

（4）过滤澄清：液体培养基直接用滤纸过滤；半固体或固体培养基可用双层纱布夹一薄层脱脂棉过滤。若培养基数量较大，可采用自然沉淀法。

（5）分装：根据需要将过滤后的培养基分装到适宜容器中，但量不超过容器的 2/3，以免灭菌时外溢。半固体培养基：分装量约为试管的 1/3；液体培养基：分装量约为试管的 1/3；琼脂斜面：分装量约为试管的 1/4，斜面长度约为试管长度的 2/3。

（6）灭菌：根据不同的培养基需选用不同的灭菌法，常用的灭菌方法有高压蒸汽灭菌法和间歇灭菌法。

（7）鉴定：灭菌后的培养基经无菌试验、效果试验检测后，符合要求方可备用。

（8）保存：将制备好的培养基注明名称和日期等，置于 4℃ 冰箱保存。

2.培养基质量检查　培养基是细菌培养、鉴定、药敏等试验的必备物质，其质量直接影响实验结果的准确度。

（1）无菌试验：随机抽取一定数量的培养基，置于 35℃ 培养箱培养 24～48 小时，观察结果。如培养基中无细菌生长，则为合格。

（2）效果试验：将标准菌株接种到被检测的培养基上，置于 35℃ 培养箱培养 24～48 小时，观察结果。如菌株能生长并出现典型的生长特性，则为合格。

（3）平行试验：将临床标本同时接种到在用和备检培养基上，置于 35℃ 培养箱培养 24～48 小时，观察结果。如出现同样的结果，则为合格。

3.常用培养基配制　见附录二。

【质量保证】

（1）调配称量要准确；溶化时选择玻璃容器，勿用铜、铁，否则会影响细菌生长。溶化完毕要补足因加热而丢失的水分。

（2）测定溶液 pH 时，溶液温度越高、测得的 pH 越小，故需在溶液冷却后测定调节溶液的 pH；固体与半固体培养基的制备，应先调节 pH 后，再加入琼脂粉。

（3）培养基必须保持澄清；分装不宜超过容器的 2/3。

（4）高压灭菌时间不宜太长，否则培养基变质，琼脂沉淀。

（5）培养基配置后，无菌实验效果检查合格后方可使用；制备好的培养基要注意标记名称和制备日期。

【废弃物处理】

(1)及时清洗实验中使用过的玻璃器皿,并放到指定位置。

(2)把使用后的试剂、器械及时复位,并放回原处。

【结果与报告】

1.观察、记录 观察培养基的性状、检测培养基质量后,将结果填入下表(表4-1-1)。

表4-1-1 三种培养基的性状、质量及用途

类型	外观、性状	pH	无菌试验	效果试验	平行试验	用途
液体培养基						
半固体培养基						
固体培养基						

2.结果报告 培养基是否符合质量要求。

实验考核

【操作考核】

见表4-1-2。

表4-1-2 培养基的制备考核表

实验环节	操作要点	评价标准	得分
实验准备(10分)	仪表着装	仪表、着装不整扣1分	
	物品准备	缺少1种扣0.5分	
	物品布局	工作台面凌乱、摆放顺序错误扣1分	
培养基的制备(60分)	调配	天平使用不规范或错误扣3分	
		试剂选取错误或不全扣5分	
		试剂量取方式错误扣2分	
	溶化	先加试剂后加蒸馏水扣1分	
		溶化过程中出现糊状物或溢出扣2分	
		溶化后未补足水分扣2分	
	调节pH	不能正确使用pH试纸扣5分	
		不会计算NaOH或HCl的用量5分	
	过滤	过滤方法错误扣2分	
	分装	分装量过多或过少扣2分	
		不会制备有厚度要求的培养基扣5分	

续表

实验环节	操作要点	评价标准	得分
培养基的制备（60分）	灭菌	灭菌器内容物过多扣2分	
		包扎不牢固扣1分	
		灭菌时间过长或过短扣5分	
		开关灭菌器方法不当扣1分	
	保存	未标记名称或时间错误扣5分	
		放置冰箱的位置或培养基方向错误扣5分	
培养基质量检查（20分）	无菌试验	实验操作错误或结果观察错误扣5分	
	效果检查	未正确选取菌株扣5分	
		菌株接种和培养错误扣5分	
		未正确判读结果扣2分	
	平行试验	实验操作不规范扣5分	
		未正确判读结果扣2分	
废弃物处理（5分）	临床标本	未放入指定位置或不处理扣1分	
	培养后物品	未倒入污物桶或未消毒扣1分	
	其他废弃物	未按要求处理扣1分	
结束整理（5分）	工作台及物品	未按要求整理台面和物品扣2分	
	个人用品	未洗手或洗手方法错误扣1分；未脱防护服或防护服折叠方法错误扣1分	
总分：			

【学情检测】

（多项选择题）

1.培养基质量检查时，应检测的项目是(　　)。

A.无菌检验　　B.效果检测

C.镜检　　D.平行检测

E. pH 检查

2.将制备好的培养基置于35℃孵育箱中培养18~24小时，出现下列(　　)现象时，提示培养基不合格。

A.液体培养基出现沉淀　　B.培养基颜色发生变化

C.液体培养基澄清透明　　D.固体培养基出现少量菌落

E.液体培养基出现混浊

3.培养基中主要营养物质包括(　　)。

A.碳源　　B.氮源

C.无机盐　　D.生长因子

E.水

实验二　细菌的分离与培养

实验导入

【实验目的】

(1)掌握无菌操作技术规范,熟悉细菌分离、培养的操作和物品准备。

(2)能正确选择细菌分离、培养的材料和设备,会常用临床标本的接种和培养方法。

(3)树立无菌观念,具备保护环境、生物安全防护意识。

【学情探测】

(单项选择题)

1.为了从含有多种细菌的临床标本中分离出某种细菌,应采用(　　)。

A.斜面接种法　　B.液体培养基接种法

C.穿刺接种法　　D.涂布接种法

E.分区划线法

2.下列不符合无菌操作原则的是(　　)。

A.接种完成后,可直接将接种环放到实验台面上

B.实验结束后,用消毒液浸泡洗手

C.平板接种时,皿盖不完全打开,并在酒精灯火焰附近操作

D.用紫外线照射使用后的实验室空气

E.接种前将接种环放在火焰上烧灼灭菌

3.下列说法正确的是(　　)。

A.平板划线法可观察细菌的动力

B.半固体穿刺接种用接种环

C.普通培养法可用于任何常见细菌的培养

D.若标本中细菌含量较多,宜选用分区划线法接种标本

E.斜面接种时,试管胶塞最好放到实验台上,便于实验操作

4.无菌操作原则的意义,不包括(　　)。

A.保护标本不被污染　　B.获得纯培养物
C.使细菌快速生长　　D.保护操作人员不被污染
E.保护实验室环境不被污染

5.若临床标本中存在脑膜炎奈瑟菌,正确的培养法是(　　)。
A.需氧培养法　　B.普通培养法
C.厌氧培养法　　D.二氧化碳培养箱培养法
E.特殊培养法

实验过程

【实验准备】

(1)接种工具:接种环,接种针。

(2)标本:模拟尿液、痰液、粪便、血液。

(3)培养基:肉汤培养基、半固体琼脂培养基、普通琼脂平板、普通琼脂斜面培养基等。

(4)其他:酒精灯、试管架、恒温培养箱等。

【实验内容】

1.细菌的分离接种　根据临床标本的来源、培养目的及所用培养基的种类不同,采用不同的接种方法。

(1)平板划线法:对于混有多种细菌的临床标本或其他培养物,经过划线,接种到固体培养基表面,划线起到分散作用,一般经18~24小时培养后可得到单个菌落,供细菌计数和纯培养用(挑选单个菌落,转移至另一培养基中,生长出来的细菌均为纯种,称为纯培养)。常用的方法有连续划线法和分区划线法。

连续划线法:适用于含细菌种类或数量不多的临床标本。方法是:先将标本或培养物涂于平板1/5处,然后用接种环自标本涂擦处开始,向左右两侧来回画连续线并逐渐向下移动,线与线间有一定距离。平板培养基表面与接种环呈30°~45°为宜(图4-2-1)。

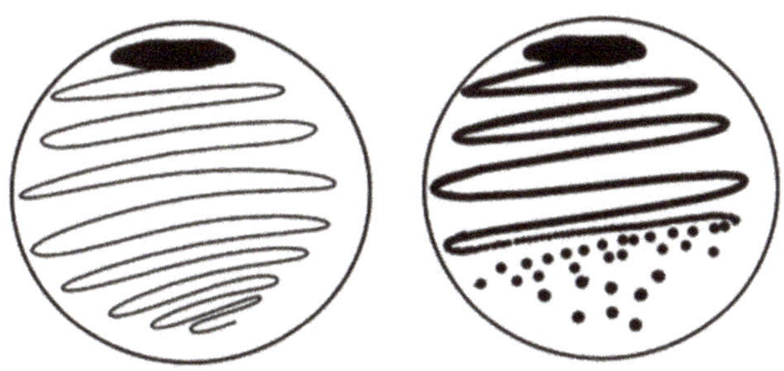

图4-2-1　连续划线法(左)及培养后菌落分布(右)示意图

分区划线法:适用于脓汁、粪便等含菌量较多的标本。方法是:将接种环灭菌后,蘸取标本均匀涂布于平板培养基边缘一小部分(第一区),将接种环火焰灭菌,待冷却后只通过第一区3~4次后连续划线(第二区),依次划出3~5区,每一区细菌数逐渐减少,直到分离出单个菌落为止(图 4-2-2)。

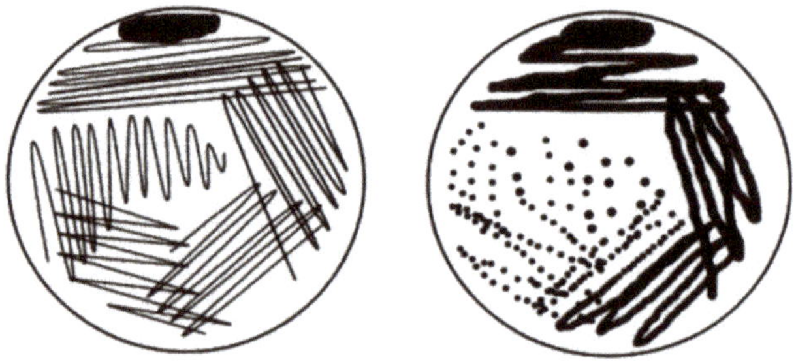

图 4-2-2　分区划线法(左)及培养后菌落分布(右)示意图

(2)穿刺接种法:主要用于半固体培养基的接种,可观察细菌的动力和保存菌种。方法是:将取有细菌的接种针于半固体培养基中心处向下垂直穿刺,不要刺到试管底部,刺到距管底0.3~0.5 cm处,沿原路退出(图 4-2-3)。

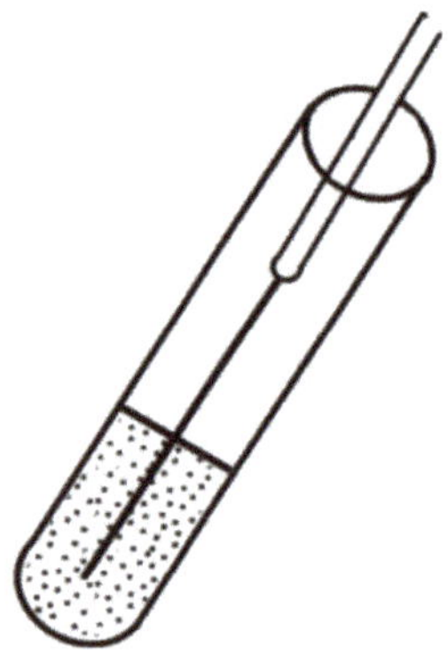

图 4-2-3　穿刺接种法示意图

(3)斜面接种法:①右手持接种环(或接种针)烧灼灭菌后蘸取适量菌种。②左手握持斜面培养基管,培养基斜面朝上,取下试管塞,管口经火焰灭菌。将蘸取有菌种的接种环(或接种针)伸进斜面培养基管内,先从斜面的底端轻轻向上画一直线,然后再从斜面底端以“Z”字形轻轻连续划线至顶端,若为高层斜面培养基(如克氏双糖铁琼脂),则将接种针先从斜面正中垂直刺向试管底部,然后抽出,再在斜面以“Z”字形划线(图 4-2-4)。

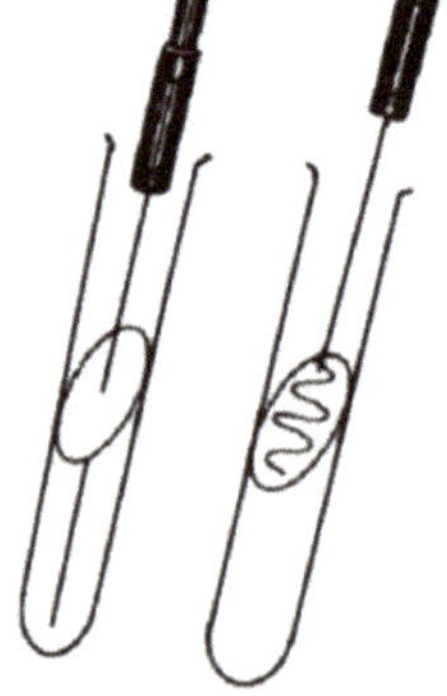

图 4-2-4　斜面培养基接种法示意图

(4)液体接种法：多用于增菌试验。其方法是：将接种环(针)灭菌后蘸取待接种标本，倾斜液体培养基管，先在液面与管壁交界处研磨接种物(以试管直立后液体能淹没接种物为准)2~3次，塞好棉塞后轻轻混合即可(图4-2-5)。

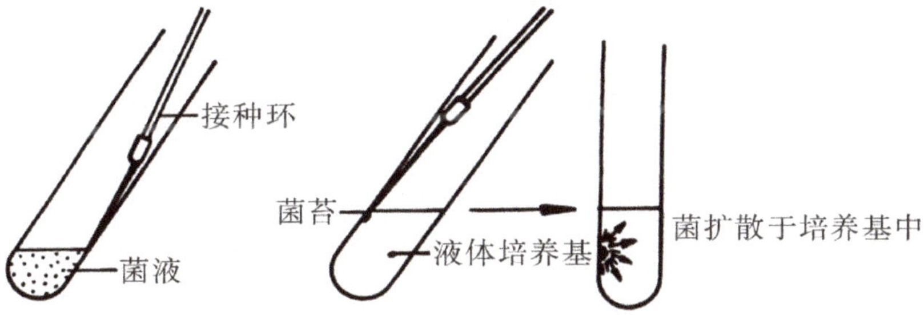

图4-2-5 液体接种示意图

2.细菌的培养方法 根据培养的目的和培养物的特性，培养方法有普通培养法、二氧化碳培养法和厌氧培养法三种。

(1)普通培养法：将已接种并做好标记的培养基，置于35℃培养箱内18~24小时，需氧菌和兼性厌氧菌即可在培养基上生长；少数生长缓慢的细菌需培养3~7天甚至1个月才能生长。

(2)二氧化碳培养法：某些细菌，如牛流产布氏杆菌和胎儿弧菌等需要在含有10%二氧化碳的环境中才能生长。常用方法如下。

二氧化碳培养箱培养法：可将已接种并标记的培养基直接放入箱内孵育，即可获得含有二氧化碳的环境。

烛缸法：将已接种并标记的培养基，置于容量为2 000 mL的磨口标本缸或干燥容器内。缸盖或缸口处均需涂上凡士林，然后点燃蜡烛直立置入缸中，密封缸盖。待蜡烛自行熄灭时，容器内含5%~10%的二氧化碳，之后将容器置于35℃培养箱内培养。

重碳酸钠-盐酸法(化学法)：按每升容积的容器内重碳酸钠与盐酸0.4 g与3.5 mL的比例，分别将两种药各置一器皿内，连同器皿置于标本缸或干燥容器内，盖严后使容器倾斜，两种药品接触后即可产生二氧化碳。

(3)厌氧培养法：常用的厌氧培养方法有厌氧罐法、气袋法及厌氧培养箱法三种。

厌氧罐法：还可分为以下两种。①抽气换气法：标本接种后，将平板放入厌氧罐，拧紧盖子，用真空泵抽出罐中空气，直到压力真空表显示值为-79.98 kPa，停止抽气，充入高纯氮气使压力真空表指针指向“0”位，连续反复3次，最后在罐内-79.98 kPa的情况下，充入70%的N_2、20%的H_2、10%的CO_2。罐中需放入冷催化剂钯粒，其可催化罐中残余的O_2和H_2化合成水，同时罐中应放有亚甲蓝指示管，亚甲蓝在有氧的环境下呈蓝色，无氧时为红色。②气体发生袋法：气体发生袋由锡箔密封包装，其中含有两种药片，一种为含枸橼酸和重碳酸氢钠的药片，另一种为含有硼氢化钠的药片。前者遇水放出CO_2，后者可释放H_2。

气袋法：原理与气体发生袋法相同，只是用塑料袋代替了厌氧罐，气袋为一透明而密闭的塑料袋，内装有气体发生安瓿、指示剂安瓿、含有催化剂的带孔塑料管各一支。操作方法为首先将接种的平板培养基放入袋中，用弹簧夹夹紧袋口，然后用手指压碎气体发生安瓿，20分钟后再压碎指示剂安瓿，如果指示剂不变为蓝色，说明袋内为厌氧状态，即可置于37℃培养箱内进行培养。

厌氧培养箱法：使用之前须仔细检查厌氧装备有无漏气及催化剂、指示剂质量等。使用时严格遵守操作规程。

【质量保证】

（1）标本分离接种时必须严格执行无菌操作，所使用的器械和材料均需严格灭菌。

（2）液体培养基接种时避免接种环与液体过多接触，不应在液体中搅拌、混匀，以免形成气溶胶，造成实验室污染。

（3）刚灭菌后的接种环不可直接挑取培养物，以免温度过高使标本中的细菌灭活。使用后的接种环应灭菌后归位。

（4）接种固体和斜面培养基时不可用力过大，以免划破培养基，影响实验结果。

（5）试管接种时，应将试管稍稍倾斜，试管塞不能随意放到实验台上，接种前后均应严格对试管口灭菌。

【废弃物处理】

（1）所有接种后的标本均应消毒灭菌后运送到指定地点，放到指定容器中。

（2）所有培养后的培养物均应放入专用废物袋，运送到高压蒸汽灭菌室灭菌后处理。

【结果与报告】

1.观察、记录　将观察到的细菌生长现象填入下表（表4-2-1）。

表4-2-1　细菌在三种培养基上的生长现象

培养基	有无污染菌	接种线（数量、密度、长度）	分区情况	用途
液体培养基				
半固体培养基				
固体培养基				

2.结果报告　描述细菌的生长现象。

实验考核

【操作考核】

见表4-2-2。

表4-2-2　细菌的分离与培养考核表

实验环节	操作要点	评价标准	得分
实验准备（10分）	仪表着装	仪表、着装不整扣1分	
	所需材料	缺少1种扣0.5分	
	物品布局	工作台面凌乱、摆放顺序错误扣1分	

续表

实验环节	操作要点	评价标准	得分
细菌的分离接种（20 分）	分区划线法	手握平板及接种环姿势错误扣 2 分	
		打开平板角度或接种环与平板接触角度过大扣 5 分	
		接种后未标记信息扣 2 分	
	斜面接种法	握持试管、试管塞的姿势不规范扣 5 分	
		接种前后未灭菌试管口扣 2 分	
		高层穿刺过深或过浅扣 2 分	
	液体接种法	接种时用力过大，产生气溶胶扣 5 分	
		接种时未倾斜试管扣 2 分	
		接种前后未烧灼接种环扣 2 分	
细菌的培养（10 分）	普通培养或二氧化碳培养或厌氧培养	培养方法选择错误扣 10 分	
		培养物放置位置、数量、方向错误，每项扣 2 分	
		未观察培养箱温度或 CO_2 浓度，每项扣 2 分	
结果与报告（30 分）	污染情况	生长污染菌扣 10 分	
	接种线的数量、密度、长度等	划破培养基扣 10 分	
		接种线重复或稀疏扣 5 分	
		接种线短或弯曲扣 5 分	
		分区不明或区与区间交联错误扣 10 分	
	单个菌落数	小于 20 个扣 5 分	
废弃物处理（5 分）	细菌培养物	未放入指定位置或不处理扣 1 分	
	实验标本	未倒入污物桶或未消毒扣 1 分	
	其他废弃物	未按要求处理扣 1 分	
结束整理（5 分）	工作台及物品	未按要求整理台面和物品扣 2 分	
	个人用品	未洗手或洗手方法错误扣 1 分；未脱防护服或防护服折叠方法错误扣 1 分	
总分：			

【学情检测】

（多项选择题）

1.为了得到单个菌落可采用的接种方法有(　　)。

A.分区划线法

B.液体接种法

C.穿刺接种法

D.连续划线法

E.斜面接种法

2.细菌的培养方法包括(　　)。

A.需氧培养法

B.厌氧培养法

C.二氧化碳培养法

D.微需氧培养法

E.二氧化氮培养法

3.琼脂斜面接种法主要用于(　　)。

A.纯种增菌

B.观察细菌动力

C.活细菌计数

D.细菌种类较多时分离培养

E.保存菌种

情景五 细菌的常规鉴定

情景描述

某食物中毒患者的呕吐物经革兰染色后，显示为革兰阳性大杆菌，菌体两端稍钝圆，单个或长链状排列，无明显荚膜，椭圆形芽孢位于菌体中央或近端。普通琼脂培养后呈乳白色，不透明，边缘不整齐，如同白蜡。后经生化试验，鉴定为蜡样芽孢杆菌。

学前导语

细菌的常规鉴定包括细菌的形态学鉴定、培养鉴定、生化鉴定、血清学鉴定等，其中每个环节都至关重要，临床常见细菌的鉴定流程参见附录四。只有全面了解细菌的生物学特性和鉴定要点，才能对该菌做出正确的判断。让我们一起学习细菌的常规鉴定技术吧。

实验一 细菌的形态学鉴定

实验导入

【实验目的】

(1)掌握显微镜下细菌的基本形态及染色性的观察与判断。

(2)能够快速准确地判断细菌的革兰染色性，能够描述光学显微镜下荚膜和芽孢经革兰染色的特点。

(3)培养生物安全意识、团队合作意识和认真求实的优秀品质。

【学情探测】

(单项选择题)

1.经特殊染色法染色，在普通光学显微镜下才能看到的特殊结构是(　　)。

A.荚膜　　　　B.菌毛

C.鞭毛
D.芽孢
E.性菌毛

2.下列不属于成双排列的细菌是(　　)。
A.肺炎链球菌
B.脑膜炎奈瑟菌
C.淋病奈瑟菌
D. A 群链球菌
E.卡他布拉汉菌

3.不属于细菌形态特征的是(　　)。
A.球形
B.杆形
C.螺旋形
D.梭形
E.短链形

4.测量细菌大小的单位是(　　)。
A.毫米
B.微米
C.纳米
D.纳克
E.微克

5.大多数荚膜的化学组成是(　　)。
A.脂多糖
B.蛋白质
C.多糖
D.磷壁酸
E.脂蛋白

实验过程

【实验准备】

(1)细菌基本形态示教片:葡萄球菌、链球菌、蜡样芽孢杆菌、大肠埃希菌、霍乱弧菌革兰染色标本片。

(2)细菌特殊结构示教片:鞭毛(变形杆菌鞭毛染色或霍乱弧菌鞭毛染色)、荚膜(肺炎链球菌革兰染色和荚膜染色)、芽孢(破伤风芽孢梭菌革兰染色和芽孢染色或蜡样芽孢杆菌革兰染色)。

(3)其他:显微镜、香柏油、乙醚、擦镜纸等。

【实验内容】

1.细菌基本形态观察

(1)葡萄球菌:菌体为球形,大多呈葡萄串状排列;呈紫色,为革兰阳性菌。

(2)链球菌:菌体为圆形或卵圆形,链状排列,长短不一;呈紫色,为革兰阳性菌。

(3)大肠埃希菌:菌体为球杆菌,散在排列;呈红色,为革兰阴性菌。

(4)霍乱弧菌:菌体短小、弧形;呈红色,为革兰阴性菌。

(5)蜡样芽孢杆菌:大杆菌,散在或链状排列(竹节状);呈紫色,为革兰阳性菌。在菌体中间可见椭圆形透光区,不着色,为芽孢。

2.细菌特殊结构观察

(1)变形杆菌鞭毛染色:菌体周围有纤细的鞭毛(周鞭毛)。

(2)霍乱弧菌鞭毛染色:菌体的一端有单根鞭毛。

(3)蜡样芽孢杆菌革兰染色:为革兰阳性杆菌。菌体中间或近端可见椭圆形芽孢。

(4)破伤风芽孢梭菌革兰染色:形成芽孢后,为革兰阴性菌,芽孢正圆形,大于菌体宽度,位于菌体顶端,呈鼓槌状。

(5)肺炎链球菌革兰染色:菌体染成紫色,背景染成紫色,菌体周围的荚膜为无色的透光区。

【结果与报告】

1.观察、记录

(1)细菌基本形态镜下观察记录(表 5-1-1)。

表 5-1-1　细菌基本形态镜下观察记录

细菌	染色性	镜下形态与排列方式
葡萄球菌		
链球菌		
大肠埃希菌		
霍乱弧菌		
蜡样芽孢杆菌		

(2)细菌特殊结构镜下观察记录(表 5-1-2)。

表 5-1-2　细菌特殊结构镜下观察记录

细菌	特殊结构种类	镜下特点
变形杆菌		
霍乱弧菌		
蜡样芽孢杆菌		
破伤风芽孢梭菌		
肺炎链球菌		

2.结果报告

(1)绘制镜下所见细菌基本形态。

(2)绘制镜下所见细菌特殊结构。

【质量保证】

1.显微镜搬动要求　搬动显微镜时,应一手托稳镜座,一手紧握镜臂,轻拿轻放,以防显微镜碰撞或摔坏。

2.油镜维护　显微镜的镜头应保持清洁,勿使油污或灰尘附着。当镜头不干净时,用擦镜纸轻轻擦拭,若有油污,则将擦镜纸蘸少许乙醚擦拭镜头。

3.显微镜使用后归位要求　使用完显微镜后,应将物镜转成“八”字形,同时下降聚光器,避免物镜与聚光器碰撞。关闭显微镜灯源,套上镜罩或放入镜箱内防尘。建议步骤:取下标本片,将物镜调为“八”字形,下降载物台,下降聚光器(推片器归位),关闭光圈,关闭电源,盖上外罩。

4.零部保护　不能随意拆卸显微镜的任何部件,以防损坏。

【废弃物处理】

(1)所有示教片放回玻片盒,擦镜纸扔入普通垃圾桶内。

(2)若示教片破碎,及时告知老师,由老师处理(扔入利器盒)。

实验考核

【操作考核】

见表5-1-3。

表5-1-3　细菌学的形态学鉴定考核表

实验环节	操作要点	评价标准	得分
实验准备(10分)	仪表着装	仪表、着装不整扣1分	
	物品准备	缺少1种扣0.5分	
	物品布局	工作台面凌乱、摆放顺序错误扣1分	
细菌基本形态观察(30分)	形态	显微镜使用不规范扣2分	
		未找到细菌或形态描述错误扣5分	
	排列	排列描述错误扣5分	
	染色性	不能正确判断细菌的染色性扣5分	
细菌特殊结构观察(30分)	鞭毛	未找到鞭毛或指认错误扣5分	
	荚膜	未找到荚膜或指认错误扣5分	
	芽孢	未找到芽孢或指认错误扣5分	
结果与报告(20分)	基本形态	观察记录或绘图错误扣10分	
	特殊结构	观察记录或绘图错误扣10分	
废弃物处理(5分)	示教片	未放入指定位置或不处理扣1分	
	擦镜纸	未倒入污物桶或未消毒扣1分	
	其他废弃物	未按要求处理扣1分	

续表

实验环节	操作要点	评价标准	得分
结束整理（5 分）	工作台及物品	未按要求整理台面和物品扣 2 分	
	个人用品	未洗手或洗手方法错误扣 1 分；未脱防护服或防护服折叠方法错误扣 1 分	
总分：			

【学情检测】

（多项选择题）

1.观察微生物常用的显微镜是（　　）。

A.荧光显微镜　　B.暗视野显微镜

C.电子显微镜　　D.普通光学显微镜

E.相差显微镜

2.细菌的基本形态包括（　　）。

A.球形　　B.杆形

C.螺形　　D.弧形

E. S 形

3.使用普通光学显微镜能看到的有（　　）。

A.荚膜　　B.菌毛

C.芽孢　　D.鞭毛

E.异染颗粒

4.观察细菌是否具有鞭毛可用的方法是（　　）。

A.动力观察　　B.革兰染色

C.抗酸染色　　D.墨汁染色

E.鞭毛染色

实验二　细菌的生长现象观察

实验导入

【实验目的】

（1）掌握细菌在各种培养基中的生长现象。

（2）能够快速准确地判断细菌在不同培养基上的生长现象；能够描述细菌在固体培养基上

的菌落特点。

(3)培养无菌操作意识,树立保护环境、保护自然及生物安全防护理念。

【学情探测】

(单项选择题)

1.细菌出现β-溶血环的现象是(　　)。

A.在菌落周围出现不透明区域

B.在菌落周围出现透明区域

C.在特制培养基上才能观察

D.在含血的液体培养基中可见培养基变清亮

E.在菌落周围出现草绿色区域

2.某细菌在半固体培养基的穿刺线上生长呈模糊或根须状,并使培养基变混浊,说明该细菌(　　)。

A.动力试验阴性　　B.生长旺盛

C.无鞭毛　　D.动力试验阳性

E.有杂菌存在

3.细菌产生脂溶性色素的现象为(　　)。

A.只有培养基变色　　B.只有菌落着色

C.培养基和菌落均着色　　D.在肉汤中显色

E.在肉汤表面显色

4.细菌在肉汤中培养,见培养基清亮、表面形成一层灰白色膜状物,说明(　　)。

A.产生色素　　B.兼性厌氧菌生长

C.需氧菌生长　　D. A+B

E. A+C

5.有关液体接种法的应用,以下正确的是(　　)。

A.主要用于单个菌落的纯培养　　B.多用于生化试验管的接种

C.主要用于半固体培养基的接种　　D.主要用于液体标本中细菌计数

E.主要用于含杂菌标本的分离培养

实验过程

【实验准备】

(1)培养基:普通琼脂平板、血琼脂平板、麦康凯平板、SS 平板、肉汤培养基、半固体培养基。

(2)菌株:金黄色葡萄球菌、甲型溶血性链球菌、乙型溶血性链球菌、丙型溶血性链球菌、大肠埃希菌、枯草杆菌、铜绿假单胞菌、肠炎沙门菌、肺炎克雷伯菌等。

(3)其他:酒精灯、接种环、记号笔、试管架等。

【实验内容】

1.接种　将细菌无菌操作接种到相应的培养基中(表5-2-1)。

表5-2-1　细菌与其对应的培养基

细菌	培养基					
	液体培养基	半固体培养基	普通琼脂平板	血琼脂平板	MAC 琼脂平板	SS 琼脂平板
金黄色葡萄球菌	√		√	√		
甲型溶血性链球菌				√		
乙型溶血性链球菌	√			√		
丙型溶血性链球菌				√		
枯草杆菌	√					
肠炎沙门菌					√	√
大肠埃希菌		√		√	√	√
肺炎克雷伯菌		√		√		
铜绿假单胞菌			√			

2.接种后　将培养物放置于35℃培养18~24小时,观察结果并记录。

【结果与报告】

1.观察、记录

(1)观察并记录细菌在液体培养基上的生长现象(表5-2-2)。

表5-2-2　细菌在液体培养基上的生长现象

菌名	生长现象	颜色变化
金黄色葡萄球菌		
乙型溶血性链球菌		
枯草杆菌		

(2)观察并记录细菌在半固体培养基上的生长现象(表5-2-3)。

表5-2-3　细菌在半固体培养基上的生长现象

菌名	生长现象	动力
大肠埃希菌		
肺炎克雷伯菌		

(3)观察并记录细菌在普通琼脂上的生长现象(表5-2-4)。

表 5-2-4 细菌在普通琼脂上的生长现象

菌名	大小	形状	表面	边缘	色素	湿润度	透明度
金黄色葡萄球菌							
铜绿假单胞菌							

(4)观察并记录细菌在血琼脂平板上的生长现象(表 5-2-5)。

表 5-2-5 细菌在血琼脂平板上的生长现象

菌名	基本特征	溶血	颜色	透明度
金黄色葡萄球菌				
肺炎链球菌				
大肠埃希菌				

(5)观察并记录细菌在选择性培养基上的生长现象(表 5-2-6)。

表 5-2-6 细菌在选择性培养基上的生长现象

菌名	MAC 平板上的生长现象	SS 平板上的生长现象
肠炎沙门菌		
大肠埃希菌		

2.结果报告 包括培养基污染情况,通过哪些现象可判断细菌溶血情况、产色素性质、是否分解乳糖、是否产生硫化氢、是否有动力等结果。

【质量保证】

(1)细菌接种必须严格执行无菌操作,最好在生物安全柜内进行操作,以防杂菌污染。

(2)观察菌落时,应注意区别污染菌与目的菌。污染菌一般生长于划线痕迹外,或与目的菌菌落形状不同。另外,观察时也应防止杂菌落入。

【废弃物处理】

(1)所有的培养皿均按感染性废弃物处理,丢入黄色垃圾袋内,经高压蒸汽灭菌后由专人负责运送处理。

(2)液体和半固体培养基使用完毕后,经高压蒸汽灭菌后及时进行洗刷。

实验考核

【操作考核】

见表 5-2-7。

表 5-2-7　细菌的生长现象观察考核表

实验环节	操作要点	评价标准	得分
实验准备（10 分）	仪表着装	仪表、着装不整扣 1 分	
	物品准备	缺少 1 种扣 0.5 分	
	物品布局	工作台面凌乱、摆放顺序错误扣 1 分	
细菌生长现象观察（60 分）	液体培养基	不能正确区分菌膜、混浊及沉淀生长扣 5 分；观察前晃动试管扣 1 分	
	半固体培养基	现象观察不认真扣 2 分；不能区分细菌是否有动力扣 5 分	
	普通琼脂平板	打开平板的方法错误扣 2 分；观察菌落不认真扣 5 分；未判断色素的性质或判断错误扣 5 分	
	血琼脂平板	未正确判断溶血的性质扣 5 分	
	选择性培养基	未判断细菌利用乳糖的情况扣 5 分；不能判断细菌是否产生硫化氢扣 5 分	
结果与报告（20 分）	污染情况	未判断污染菌扣 10 分	
	现象分析	结果记录不完整扣 5 分；不能正确分析生长现象扣 5 分	
废弃物处理（5 分）	固体培养物	未放入指定位置或不处理扣 1 分	
	液体、半固体培养基	未放入指定位置或不处理扣 1 分	
	其他废弃物	未按要求处理扣 1 分	
结束整理（5 分）	工作台及物品	未按要求整理台面和物品扣 2 分	
	个人用品	未洗手或洗手方法错误扣 1 分；未脱防护服或防护服折叠方法错误扣 1 分	
总分：			

【学情检测】

（多项选择题）

1.细菌生长繁殖的条件包括（　　）。

A.营养物质　　B.酸碱度

C.干燥环境　　D.温度

E.气体

2.不同细菌在血液琼脂平板上的溶血现象分为（　　）。

A. α-溶血　　B. β-溶血

C. γ-溶血　　D. δ-溶血

E. Ω-溶血

3.某菌在半固体培养基中生长，其穿刺线模糊，培养基混浊，说明（　　）。

A.该菌有动力　　B.该菌有菌毛

C.该菌有鞭毛　　D.该菌已形成芽孢

E.该菌营养要求高

4.观察菌落的生长情况，应注意（　　）。

A.菌落大小　　B.透明度

C.隆起度　　D.性状

E.色素

5.细菌在液体培养基中的生长现象包括（　　）。

A.菌膜　　B.沉淀

C.混浊　　D.菌落

E.上清下混

实验三　细菌的生化鉴定

实验导入

【实验目的】

（1）掌握细菌生化反应的操作方法，熟悉各生化反应在细菌鉴定中的应用。

（2）能够准确地判断细菌各生化反应的结果并正确报告。

（3）培养学生的生物安全意识和团队合作意识，以及细心、耐心、求真求实的优秀品质。

【学情探测】

（单项选择题）

1.下列可区分细菌的代谢类型的试验为（　　）。

A.糖类发酵试验　　B. O/F 试验

C. ONPG 试验　　D.甲基红试验

E.七叶苷水解试验

2. 细菌鉴定最主要和最基本的试验是（　　）。

A.糖类发酵试验　　B. O/F 试验

C. ONPG 试验　　D.甲基红试验

E.七叶苷水解试验

3.下列不属于碳水化合物试验的是( )。

A.甲基红试验
B.明胶液化试验
C. V-P 试验
D.七叶苷水解试验
E.ONPG 试验

4. 触酶试验又称为( )。

A.氧化酶试验
B.过氧化物酶试验
C.DNA 酶试验
D.尿素酶试验
E. β-内酰胺酶试验

5.吲哚实验呈阳性的细菌是因为它能分解( )。

A.葡萄糖
B.靛基质
C.胱氨酸
D.色氨酸
E.枸橼酸盐

实验过程

【实验准备】

(1)菌株:在血平板及普通琼脂上培养的葡萄球菌、链球菌、铜绿假单胞菌、大肠埃希菌、粪产碱杆菌、产气肠杆菌、沙门菌、志贺菌的纯种菌落等。

(2)培养基:蛋白胨水、葡萄糖蛋白胨水、枸橼酸盐培养基、克氏双糖铁斜面培养基、O/F 培养基等。

(3)试剂:靛基质试剂、V-P 试剂、甲基红指示剂、无菌液体石蜡、3%过氧化氢、氧化酶试剂等。

(4)其他:接种环(针)、酒精灯、小镊子、砂轮、记号笔、恒温培养箱等。

【实验内容】

1.触酶试验 分别挑取葡萄球菌、链球菌少许,置于洁净的载玻片上,滴加新鲜配制的 3%过氧化氢溶液 1~2 滴,静置,在 1 分钟内观察结果。

结果判定:1 分钟内产生大量气泡者为阳性,不产生气泡者为阴性。

2.氧化酶试验 镊子灭菌后夹取一片含有氧化酶试剂的滤纸条,分别蘸取大肠埃希菌、铜绿假单胞菌菌落,观察结果。

结果判定:阳性者立即出现红色,继而变为深红色或深紫色。

3.葡萄糖氧化/发酵(O/F)试验 用接种针分别取适量大肠埃希菌、铜绿假单胞菌、粪产碱杆菌,接种于 2 支专用 O/F 发酵管(每种细菌 2 支发酵管),其中 1 支管加入无菌液体石蜡以隔绝空气,验证待检菌的发酵特征;另 1 支管不加液体石蜡,验证待检菌的氧化特征。置于 35℃培养 18~24 小时后观察结果。

结果判定:2 支管均不变色为产碱型,说明该菌在有氧和无氧条件下都不能利用葡萄糖,反应管内仍为碱性;2 支管均变黄为发酵型,说明该菌在有氧和无氧条件下都能利用葡萄糖产酸,使反应管变色;加石蜡不变色,不加石蜡变色为氧化型,说明该菌只能在有氧的条件下氧化利用葡萄糖。

4. IMViC 试验　待检菌为大肠埃希菌、产气肠杆菌。

(1)靛基质试验(I):又称为吲哚试验。①用接种针取适量待检纯种细菌接种于蛋白胨水中,然后置于 35℃培养 18~24 小时。②取出培养物,沿试管壁加入靛基质试剂。③观察结果。

结果判定:加入靛基质试剂后变红色为阳性;不变色或变黄色为阴性。

(2)甲基红试验(M):①用接种针取适量待检纯种细菌接种于葡萄糖蛋白胨水中,然后置于 35℃培养 18~24 小时。②取出培养物,滴加甲基红试剂。③观察结果。

结果判定:加入甲基红试剂后变红色为阳性;不变色或变黄色为阴性。

(3)V-P 试验(Vi):①用接种针取适量待检纯种细菌接种于葡萄糖蛋白胨水中,然后置于 35℃培养 18~24 小时。②取出培养物,分别滴加 V-P 甲液及乙液试剂。③观察结果。

结果判定:分别加入 V-P 甲液、乙液试剂后变红色为阳性;不变色或变黄色为阴性。

(4)枸橼酸盐利用试验(C):①用接种针取适量待检纯种细菌接种于枸橼酸盐培养基中,然后置于 35℃培养 18~24 小时。②取出培养物,直接进行结果观察。

结果判定:培养基呈深蓝色且有细菌生长者为阳性;未变色且无细菌生长者为阴性。

5.克氏双糖铁(KIA)试验　待检菌为大肠埃希菌、肠炎沙门菌、福氏志贺菌。方法:用接种针挑取待检细菌,穿刺接种到 KIA 斜面培养基深层(距管底 3~5mm 为宜),再将接种针从深层向上提起,在斜面上由下至上"Z"字形划线。置于 35℃培养 18~24 小时,观察结果。

结果判断:KIA 斜面培养基可观察到四种现象,对其结果的描述依次为"斜面-底层-产气-产 H_2S"。①培养基斜面变黄为发酵乳糖产酸,记录为 A,红色为不发酵乳糖,记录为 K。②培养基底层变黄为发酵葡萄糖产酸,记录为 A,红色为不发酵葡萄糖,记录为 K。③底层若出现裂隙或气泡,则为发酵葡萄糖产酸产气,用"+"表示。④培养基底层有黑色沉淀,则为硫化氢试验阳性,用"+"表示。如肺炎克雷伯菌在 KIA 斜面黄色(产酸)、底层黄色(产酸)并有气泡产生,可表示为"AA+ -";奇异变形杆菌在 KIA 斜面红色(碱性)、底层黑色(酸性)并有裂隙,可表示为"KA+ +"。

【结果与报告】

1.观察、记录

(1)触酶试验结果记录(表 5-3-1)。

表 5-3-1　触酶试验结果记录

菌名	反应现象	实验结果
葡萄球菌		
链球菌		

(2)氧化酶试验结果记录(表 5-3-2)。

表 5-3-2　氧化酶试验结果记录

菌名	反应现象	实验结果
大肠埃希菌		
铜绿假单胞菌		

(3) O/F 试验结果记录(表 5-3-3)。

表 5-3-3　O/F 试验结果记录

菌名	反应现象	实验结果
粪产碱杆菌		
大肠埃希菌		
铜绿假单胞菌		

(4) IMViC 试验结果记录(表 5-3-4)。

表 5-3-4　IMViC 试验现象记录

菌名	靛基质试验	甲基红试验	V-P 试验	枸橼酸盐利用试验
大肠埃希菌				
产气肠杆菌				

(5) KIA 试验现象记录(表 5-3-5)。

表 5-3-5　KIA 试验现象记录

菌名	乳糖(斜面)	葡萄糖(底层)	产气	产 H_2S
大肠埃希菌				
肠炎沙门菌				
福氏志贺菌				

2.结果报告　报告各试验的定性结果。

【质量保证】

(1) 操作过程必须严格执行无菌操作。

(2) 触酶试剂应现用现配。勿在平板尤其是血平板上进行触酶试验，以免出现假阳性，每次试验时，应以阳性和阴性菌株做对照。

(3) 氧化酶试验最好用普通琼脂或血琼脂平板上的菌落，不要用选择培养基上的菌落，以免误判。

【废弃物处理】

(1) 所有的培养皿均按感染性废弃物处理，丢入黄色垃圾袋内，由专人处理。

(2)使用完毕的微量生化管、鉴定管、载玻片丢入利器盒中,高压灭菌后处理。

(3)KIA 试管放在指定位置,送高压蒸汽灭菌室灭菌后,趁热洗刷处理。

实验考核

【操作考核】

见表 5-3-6。

表 5-3-6 细菌的生长鉴定考核表

实验环节	操作要点	评价标准	得分
实验准备(10 分)	仪表着装	仪表、着装不整扣 1 分	
	物品准备	缺少 1 种扣 0.5 分	
	物品布局	工作台面凌乱、摆放顺序错误扣 1 分	
细菌的生化反应(60 分)	触酶试验	操作不规范或未做阳性对照扣 5 分	
		结果描述错误扣 5 分	
	氧化酶试验	操作不规范或未做阳性对照扣 5 分	
		结果描述错误扣 5 分	
	O/F 试验	接种、培养不规范或错误扣 5 分	
		结果描述错误扣 5 分	
	IMViC	接种、培养不规范或错误扣 5 分	
		结果描述错误扣 5 分	
	KIA	接种、培养不规范或错误扣 5 分	
		现象描述错误扣 5 分;现象描述不全扣 1 分	
结果与报告(20 分)	现象描述	现象描述错误或漏项扣 5 分	
	试验结果	结果记录不完整扣 5 分;不能正确分析生长现象扣 5 分	
废弃物处理(5 分)	微量鉴定管	未放入利器盒扣 1 分	
	KIA 培养管	未放在指定位置或不处理扣 1 分	
	其他废弃物	未按要求处理扣 1 分	
结束整理(5 分)	工作台及物品	未按要求整理台面和物品扣 2 分	
	个人用品	未洗手或洗手方法错误扣 1 分;未脱防护服或防护服折叠方法错误扣 1 分	
总分:			

【学情检测】

（多项选择题）

1.有关葡萄糖氧化试验和葡萄糖发酵试验的叙述，正确的是（　　）。

A.根据试验结果可将细菌分为氧化、发酵和产碱型三类

B.接种细菌前要驱除培养基中的氧气

C.试验时，1 份标本要接种 2 支 HL 葡萄糖培养基

D.培养后 2 支管均产酸（变黄）为发酵型

E.培养后，加石蜡管不产酸、不加石蜡管产酸为氧化型

2.下列有关生化反应的叙述，错误的是（　　）。

A.糖发酵试验阳性时，培养基显碱性

B.脲酶试验阳性时，培养基显碱性，呈红色

C.枸橼酸盐利用试验阳性时，培养基显碱性，呈红色，有细菌生长

D. KIA 培养基中出现黑色为硫化氢试验阳性

E. MIU 培养基全红说明动力试验阳性

3.下列试验结果阳性时，呈现红色反应的是（　　）。

A.靛基质试验　　B.甲基红试验

C. V-P 试验　　D.尿素酶试验

E.枸橼酸盐利用试验

4. KIA 琼脂一般用于观察（　　）。

A.乳糖发酵　　B.葡萄糖发酵

C.硫化氢产生　　D.动力

E.产气现象

5.关于氧化酶试验的描述，正确的是（　　）。

A.氧化酶又称为细胞色素氧化酶　　B.氧化酶试剂常用盐酸四甲基对苯二胺

C.氧化酶与氧化酶试剂产生颜色反应　　D.革兰阴性杆菌通常进行氧化酶试验

E.肠杆菌科细菌氧化酶试验通常为阳性

实验四　细菌的数字编码鉴定

实验导入

【实验目的】

（1）掌握数字编码鉴定细菌的原理和结果判定。

(2)学会细菌数字编码技术的操作及临床应用。

(3)具备细致严谨、求真求实的职业素养。

【学情探测】

(单项选择题)

1.用盐酸二甲基对苯二胺试剂做细菌氧化酶试验,阳性结果呈(　　)。

A.红色　　B.黄色

C.蓝色　　D.紫色

E.绿色

2.某细菌为革兰阴性、杆状,氧化酶阴性,应选用(　　)。

A.肠杆菌科细菌微量鉴定板　　B.非发酵菌微量鉴定板

C.真菌微量鉴定板　　D.弧菌科细菌微量鉴定板

E.葡萄球菌微量鉴定板

3.某细菌为革兰阴性、杆状,氧化酶阳性,O/F 试验为发酵型,应选用(　　)。

A.肠杆菌科细菌微量鉴定板　　B.非发酵菌微量鉴定板

C.真菌微量鉴定板　　D.弧菌科细菌微量鉴定板

E.葡萄球菌微量鉴定板

4.下列试验无需加入指示剂就能判定结果的是(　　)。

A.吲哚试验　　B.甲基红试验

C. V-P 试验　　D.硝酸盐还原试验

E.苯丙氨酸脱氨酶试验

5.微量鉴定系统中,每 3 个试验孔(管)为一组,每组三项试验的数值依次是(　　)。

A. 4/2/1　　B. 1/2/4

C. 2/1/4　　D. 4/1/2

E. 2/4/1

实验过程

【实验准备】

(1)标本:大肠埃希菌琼脂培养物。

(2)培养基:肠杆菌科细菌微量培养板或微量培养管。

(3)试剂:靛基质试剂、苯丙氨酸脱氨酶试验试剂(含苯丙氨酸的培养液)、甲基红试剂、无菌石蜡油、氧化酶试剂、8.5% NaCl 溶液等。

(4)其他:麦氏比浊管或麦氏比浊仪、编码本或电脑分析系统等。

【实验内容】

以鉴定大肠埃希菌为例。

1.形态染色、氧化酶试验　分离培养的菌落行涂片、革兰染色镜检,为革兰阴性杆菌、氧化酶阴性。该步骤是正确选择微量鉴定板(管)的依据。

2.制备菌悬液　挑取单个菌落混悬于 1 mL 无菌生理盐水中,使菌悬液浓度达到 0.5 麦氏比浊度(微量管不需此步骤)。

3.接种及结果观察　将菌悬液(细菌)接种于肠杆菌科细菌微量鉴定板的微孔(微量管)内(氨基酸脱羧酶试验需在菌悬液上加无菌石蜡油),置于 35℃ 培养 18~24 小时观察结果。

4.结果判读　观察结果的方法有:①自发反应可用肉眼观察颜色变化或培养液是否混浊(生长试验)。②某些试验需要加入指示剂后方可观察颜色变化。③有些试验需在紫外线灯下观察荧光。观察后判断实验结果,并记录在报告单上。

5.赋值解释　微量鉴定系统中,每 3 个试验孔(管)为一组,每组三项试验依次均有“4、2、1”数值,即每组第一个试验阳性为 4 分;第二个试验阳性为 2 分;第三个试验阳性为 1 分;阴性均不赋值。将每组中生化反应阳性的数值相加,得到一个不大于 7 的数值,这些数值依次排列组成编码(不同厂家的鉴定系统编码不同,可为 3 位数、4 位数、5 位数或 7 位数)。

6.检索结果　检索编码手册或电脑鉴定系统,该编码所对应的细菌名称即为鉴定结果。

【质量保证】

(1)不同的微量鉴定系统有不同的菌悬液浊度要求,应根据实际的鉴定系统要求调整菌液浓度。

(2)有些试验需要加入指示剂才能观察结果,操作时严格按照系统操作说明执行。

【废弃物处理】

(1)使用完毕的细菌培养物和菌悬液需经高压灭菌后进行无害化处理。

(2)所有用过的一次性玻璃器皿均直接放入利器盒内,定期专人处理。

(3)染色产生的废液倒入污物桶内,消毒后处理,产生的废纸统一收集后焚烧处理。

【结果与报告】

1.观察、记录　将大肠埃希菌的生化反应结果记录到下表(表 5-4-1)。

表 5-4-1　肠杆菌科细菌数值编码鉴定记录表

试验	硫化氢	苯丙氨酸	葡萄糖酸盐	靛基质	甲基红	枸橼酸盐	尿素	半固体	葡萄糖产气	赖氨酸	鸟氨酸	棉子糖	山梨醇	侧金盏花醇	木糖
数值	4	2	1	4	2	1	4	2	1	4	2	1	4	2	1
结果															
编码															

2.结果报告　本实验所得编码为________,查编码手册所得细菌名称为________。

实验考核

【操作考核】

见表 5-4-2。

表 5-4-2　细菌的数字编码鉴定考核表

实验环节	操作要点	评价标准	得分
实验准备（10 分）	仪表着装	仪表、着装不整扣 1 分	
	物品准备	缺少 1 种扣 0.5 分	
	物品布局	工作台面凌乱、摆放顺序错误扣 1 分	
革兰染色镜检（20 分）	革兰染色	未标记或标记错误扣 1 分	
		未挑取单个菌落扣 1 分	
		干燥或固定方法不正确扣 1 分	
		染色顺序错误或漏缺某一染色步骤扣 5 分	
		染色效果不佳扣 2 分	
	显微镜检	找不到细菌扣 5 分	
		指认菌体 G^+ 或 G^- 错误扣 5 分	
		显微镜使用不当扣 2 分	
氧化酶试验（10 分）	纸片法	结果判定错误扣 10 分	
菌悬液配制（5 分）	0.5 麦氏浊度	浊度相差过多扣 2 分	
		未与标准管比对扣 5 分	
接种培养（10 分）	合理接种纯菌或菌悬液	接种菌量不恰当扣 2 分	
		菌悬液外溢扣 1 分	
		未封无菌石蜡油扣 5 分	
		未观察培养箱温度扣 1 分	
		放置培养箱内位置错误扣 5 分	
结果与报告（30 分）	结果判读	未加指示剂直接读结果扣 10 分	
		指示剂加错扣 5 分	
		读取结果错误扣 10 分	
	赋值、检索	赋值错误扣 10 分	
		检索不出细菌名称扣 10 分	
		检索出细菌但和实验用菌不符扣 10 分	
	结果报告	书写报告错误或报告正确但与实验用菌名称不一致扣 5 分	

续表

实验环节	操作要点	评价标准	得分
废弃物处理 （5分）	细菌培养物	未放入指定位置或不处理扣1分	
	废液	未倒入污物桶或未消毒扣1分	
	其他废弃物	未按要求处理扣1分	
结束整理 （5分）	工作台及物品	未按要求整理台面和物品扣2分	
	个人用品	未洗手或洗手方法错误扣1分；未脱防护服或防护服折叠方法错误扣1分	
总分：			

【学情检测】

（多项选择题）

1.下列氧化酶阴性的细菌有（　　）。

A.肺炎克雷伯菌　　B.鲍曼不动杆菌

C.嗜麦芽窄食单胞菌　　D.铜绿假单胞菌

E.粪产碱杆菌

2.下列触酶阴性的细菌有（　　）。

A.肺炎链球菌　　B.金黄色葡萄球菌

C.红斑丹毒丝菌　　D.大肠埃希菌

E.乙型溶血性链球菌

3.下列细菌中，无动力的是（　　）。

A.大肠埃希菌　　B.痢疾志贺菌

C.伤寒沙门菌　　D.产酸克雷伯菌

E.奇异变形杆菌

实验五　细菌的血清学鉴定

实验导入

【实验目的】

（1）掌握玻片凝集鉴定细菌的方法，熟悉荚膜肿胀试验和荧光抗体染色的方法和结果判定。

(2)能够准确地判断细菌血清学玻片凝集反应的结果并正确报告。

(3)具备细致严谨、求真求实的职业素养,以及精益求精的工作作风。

【学情探测】

(单项选择题)

1.玻片凝集试验(　　)。

A.只能检测抗原,不能检测抗体　　B.既能检测抗原,又能检测抗体

C.只能检测抗体,不能检测抗原　　D.为半定量试验

E.不能用于 ABO 血型鉴定

2.关于玻片凝集试验的叙述,错误的是(　　)。

A.需适当电解质参与才出现可见凝集现象

B.在一定温度范围内,温度升高,反应加快

C.以 pH 8 为宜

D. pH 过低可引起酸凝集

E.一般用于细菌鉴定

3.肥大反应不能用于(　　)的协助诊断。

A.斑疹伤寒　　B.伤寒

C.甲型副伤寒　　D.乙型副伤寒

E.丙型副伤寒

4.下列试验不是玻片凝集试验的是(　　)。

A.细菌鉴定　　B.血清学分型

C. ABO 血型鉴定　　D.定量检测前筛选试验

E.血清抗体效价测定

5.有关玻片凝集试验,正确的是(　　)。

A.主要用于鉴别细菌

B.检测抗原时,诊断血清是指已知特异性抗体

C.特异性不强

D.灵敏度高

E.即可定性又可定量

实验过程

【实验准备】

(1)菌株:伤寒沙门菌、痢疾志贺菌、肺炎链球菌。

(2)试剂:沙门菌 A~F 群多价诊断血清、沙门菌 D 群单价诊断血清(O_9、O_{12})、H 诊断血清(Hd)、生理盐水、抗肺炎链球菌荚膜免疫血清、正常兔血清、1%亚甲蓝水溶液、特异性志贺菌荧光抗体、蛋白胨水。

(3)其他:载玻片、荧光显微镜、酒精灯、记号笔等。

【实验内容】

1.玻片凝集试验

(1)原理:颗粒性抗原与相应抗体混合时,在适宜浓度电解质条件下,可出现肉眼可见的凝集现象,称凝集试验。

(2)方法:①挑取数环沙门菌 A~F 群多价诊断血清置于玻片一侧,在另一侧加生理盐水做对照。②蘸取少许经鉴定可能为沙门菌的菌落,均匀涂抹于诊断血清和生理盐水中,混合。③若试验侧出现颗粒状凝集物而对照侧无颗粒出现则判断为阳性。④多价血清玻片凝集阳性的菌落,继续进行单价血清的凝集(方法同上),可做 O_9、O_{12}、Hd 因子血清凝集。伤寒沙门菌均为阳性结果。

2.荚膜肿胀试验

(1)原理:当特异性抗血清和相应细菌的菌膜作用后,可形成复合物,此时细菌的菌膜明显增大,细菌周围有一宽阔的环状带。本试验可用于产荚膜细菌的鉴定和荚膜分型。

(2)方法:①在玻片两侧各加肺炎链球菌菌液数环。②在玻片一侧加抗肺炎链球菌荚膜血清数环,另一侧加正常兔血清,混匀。③1 分钟后,在玻片两侧各加 1 环 1%亚甲蓝水溶液,混匀,加盖盖玻片,放湿盒内室温放置 5~10 分钟后镜检。

(3)结果判定:在蓝色菌体周围可见界线清晰、宽阔的无色环状带即肿胀的荚膜,为阳性;对照组则看不到肿胀的荚膜,为阴性。

3.荧光抗体染色试验

(1)原理:荧光标记的抗体和相应细菌抗原结合后,可形成带荧光的抗原抗体复合物,在荧光显微镜下可看到带荧光的菌体。常用于病原微生物的快速鉴定。

(2)方法:①无菌吸取 1∶100~1∶30 稀释荧光抗体(以蛋白胨水为稀释液),滴加于画格的载玻片上,分别滴加两格,每格 1 滴。②用接种环无菌挑取痢疾志贺菌菌液于第一格中,混匀后挑一环至第二格,混匀,置 35℃湿盒内孵育 6 小时。后置荧光显微镜下观察结果。

(3)结果判定:发现形态结构清晰、亮度在 2+ 以上的菌体,为试验阳性。当诊断急性病例时,需有数个典型的荧光菌体,才能报告阳性。

【结果与报告】

1.观察、记录　将实验结果填入下表(表 5-5-1)。

表 5-5-1　三种细菌血清学鉴定结果

菌名	玻片凝集试验		荚膜肿胀试验		荧光抗体染色试验
	多价	单价	试验侧	对照侧	
伤寒沙门菌					
肺炎链球菌					
痢疾志贺菌					

2.结果报告　报告各菌株血清学试验结果。

【质量保证】

(1)操作过程必须严格执行无菌操作,细菌和诊断血清必须混匀。

(2)沙门菌 Vi 抗原能阻断 O 抗原与相应抗体的凝集反应,加热可将其破坏,人工传代也可消失。

(3)荚膜肿胀试验和荧光抗体染色试验必须注意保湿,防止标本干燥。

【废弃物处理】

(1)所有的培养皿均按感染性废弃物处理,丢入黄色垃圾袋内,由专人负责。

(2)用过的载玻片丢入利器盒中,有专人运送和处理。

实验考核

【操作考核】

见表 5-5-2。

表 5-5-2　细菌的血清鉴定考核表

实验环节	操作要点	评价标准	得分
实验准备（10 分）	仪表着装	仪表、着装不整扣 1 分	
	物品准备	缺少 1 种扣 0.5 分	
	物品布局	工作台面凌乱、摆放顺序错误扣 1 分	
细菌的血清学鉴定(60 分)	玻片凝集试验	操作不规范或未做阴性、阳性对照扣 5 分	
		结果描述错误扣 5 分	
	荚膜肿胀试验	操作不规范或未做阴性对照扣 5 分	
		结果描述错误扣 5 分	
	荧光抗体染色试验	操作不规范或错误扣 5 分	
		显微镜使用不规范或产物错误扣 5 分	
结果与报告（20 分）	现象描述	不能正确描述现象或漏项扣 5 分	
	试验结果	结果记录不完整扣 5 分;不能正确分析现象扣 5 分	
废弃物处理（5 分）	试验用玻片	未放入利器盒扣 1 分	
	试验用培养基	未放入指定位置或不处理扣 1 分	
	其他废弃物	未按要求处理扣 1 分	
结束整理（5 分）	工作台及物品	未按要求整理台面和物品扣 2 分	
	个人用品	未洗手或洗手方法错误扣 1 分;未脱防护服或防护服折叠方法错误扣 1 分	
总分:			

【学情检测】

(多项选择题)

1.有关玻片凝集试验的叙述,正确的是(　　)。

A.需适当的电解质参与才能出现肉眼可见的凝集现象

B.在一定温度范围内,温度升高,反应加快

C.以 pH 10 为宜

D. pH 过低可引起酸凝集

E.可用于鉴定细菌

2.下列试验中,属血清学试验的是(　　)。

A.荚膜肿胀试验

B.霍乱弧菌制动试验

C.肥大反应

D.卫星现象

E.荧光抗体染色试验

3.有关试管法凝集试验的叙述,正确的是(　　)。

A.为定量试验方法

B.以血清最高稀释度仍有明显凝集现象为该菌的凝集效价

C.可排除玻片凝集试验中的非特异凝集

D.为鉴定细菌最常用的方法

E.为定性试验方法

4.凝集反应可用于快速鉴定(　　)。

A.致病性大肠埃希菌

B.沙门菌

C.志贺菌

D.乙型溶血性链球菌

E.立克次体

5.常用于鉴定细菌的诊断血清包括(　　)。

A.多价血清

B.单价血清

C.因子血清

D.抗血清

E.半价血清

模块二 综合技能指导

人文素养

党的二十大报告指出“坚持人民至上、生命至上”。临床微生物实验室是研究病原微生物的场所，所研究的对象大都具有传染风险或潜在的传染风险，有些甚至有致命危险。医学检验技术专业的学生应树立健康第一的理念。遵循规范的实验操作流程，遵守实验室的安全规定，确保实验中的安全。保护个人身心健康和大自然生态平衡，保证个人和环境不受病原微生物的侵害。在做好生物安全防护的前提下，正确地处理临床标本、及时出具病原学诊断和抗微生物药物敏感性报告。

情景六 临床常见细菌的检验

情景描述

将一脓汁标本接种于血琼脂平板，置于35℃培养18～24小时，平板上出现中等大小、表面光滑、凸起、边缘整齐、湿润不透明的菌落，在菌落周围有宽而大的透亮的溶血环。取菌落少许进行革兰染色，镜下观察为球菌、紫色、呈葡萄串状排列。将新鲜配制的3% H_2O_2 滴加在血琼脂平板的菌落上，进行触酶试验，即刻出现大量气泡。初步确定为葡萄球菌属中的细菌。

学前导语

从临床标本中分离出单个菌落并对其进行鉴定，是临床微生物室常规且重要的工作。涉及培养基和培养条件的选择、菌落特点及镜检结果、生化试验、血清学试验等诸多问题。只有全面熟悉细菌的生物学性状，才能做出正确而及时的诊断。

实验一 葡萄球菌的检验

实验导入

【实验目的】

(1)掌握葡萄球菌的检验程序、检验方法，以及葡萄球菌的鉴定与鉴别要点。

(2)能够清晰地说出葡萄球菌的检验程序；能够描述葡萄球菌的菌落特点、形态染色特点；能够说出葡萄球菌的生化特点、鉴别要点。

(3)培养学生综合分析问题、解决问题的能力，以及生物安全意识和团队合作意识。

【学情探测】

（单项选择题）

1.关于血浆凝固酶试验，错误的是（　　）。

A.常用于金黄色葡萄球菌的鉴定

B.试管法的结果更准确

C.试管法观察结果时，应轻轻摇动试管，然后观察

D.试验需用无菌新鲜血浆

E.待测菌应制成菌悬液

2. 不属于金黄色葡萄球菌特征的是（　　）。

A.血浆凝固酶试验阳性

B.产生 β-溶血素

C.分解甘露醇

D.产生耐热核酸酶

E.胆汁溶菌试验阳性

3.有关金黄色葡萄球菌的描述，错误的是（　　）。

A.耐盐性强

B.在血平板上形成透明溶血环

C.引起局部化脓性感染时，病灶较局限

D.不易产生耐药性，抵抗力强

E.革兰阳性球菌

4.不属于葡萄球菌培养特性的是（　　）。

A.营养要求不高

B.产生脂溶性色素

C.分解菊糖产酸

D.可在含 10%～15% NaCl 的培养基中生长

E.专性和兼性厌氧

5.金黄色葡萄球菌与表皮葡萄球菌或腐生葡萄球菌最主要的鉴别试验是（　　）。

A.触酶试验

B.新生霉素敏感试验

C.血浆凝固酶试验

D.甘露醇发酵试验

E.产生脂溶性色素

实验过程

【实验准备】

（1）菌株：金黄色葡萄球菌、表皮葡萄球菌、腐生葡萄球菌。

（2）培养基：血琼脂平板、普通琼脂平板、高盐甘露醇平板、M-H 平板、O/F 葡萄糖培养基、甘露醇发酵管等。

（3）试剂：3% H_2O_2（新鲜配制）、革兰染色液、新鲜血浆、生理盐水、0.5 麦氏标准比浊管、无菌液体石蜡、新生霉素药敏纸片等。

（4）其他：载玻片、直尺、接种环、接种针、无菌棉签、小试管、显微镜、香柏油、乙醚、擦镜纸、培养箱等。

【实验内容】

1.分离培养　将金黄色葡萄球菌、表皮葡萄球菌、腐生葡萄球菌以分区划线法分别接种于血琼脂平板、普通琼脂平板和高盐甘露醇平板，置于 35℃ 培养 18～24 小时后观察细菌菌落特点。

2.革兰染色镜检　挑取平板上的单个菌落进行革兰染色镜检。

3.生化试验

(1)触酶试验：挑取平板上的菌落，置于洁净的玻片上，滴加新鲜配制的 3% H_2O_2 溶液 1～2 滴，在 1 分钟内观察结果。

(2)O/F 试验：分别将金黄色葡萄球菌、表皮葡萄球菌、腐生葡萄球菌各接种于两支 O/F 葡萄糖生化管，其中一支加入灭菌液体石蜡。置于 35℃ 培养箱中培养 18～24 小时后观察结果。

(3)甘露醇发酵试验：分别将金黄色葡萄球菌、表皮葡萄球菌、腐生葡萄球菌接种于甘露醇微量发酵管，置于 35℃ 培养箱中培养 18～24 小时后观察结果。

(4)凝固酶试验：有试管法和玻片法两种。①玻片法(测定结合型凝固酶)：取 1 滴生理盐水于洁净的玻片上，用接种环挑取待检菌于生理盐水中，制成浓度大的菌悬液，无自凝现象。然后用接种环加一环家兔血浆，并混合(以 EDTA 抗凝兔血浆为最好)，10 秒内观察结果。②试管法(测定游离型凝固酶)：用生理盐水将家兔血浆或人的新鲜 O 型血浆稀释 4 倍后取 0.5 mL，然后挑取 3～5 个菌落于稀释的血浆中混匀，置于 37℃ 水浴 3～4 小时后读取结果(若结果不明显可继续观察至 24 小时)。试验同时应做阳性、阴性对照。

4.新生霉素药敏试验　将金黄色葡萄球菌、表皮葡萄球菌、腐生葡萄球菌在 M-H 平板上进行密涂划线，贴上每片含 5 μg 的新生霉素药敏纸片，置于 35℃ 培养 16～20 小时后观察结果。

判定标准：抑菌环直径≤16 mm 为耐药；直径>16 mm 为敏感。

【质量保证】

(1)细菌接种与培养必须严格执行无菌操作，金黄色葡萄球菌是病原微生物，最好在生物安全柜内进行操作。

(2)触酶试验所用的 H_2O_2 应现配现用，勿在平板尤其是血平板上进行操作，以免出现假阳性；每次试验时，应以阳性和阴性菌株做对照。

(3)凝固酶试验玻片法结果应在 10 秒内观察；试验菌悬液浓度宜大；试验不可用高盐培养基上的菌落，否则可能出现细菌自凝现象，造成假阳性。

(4)血浆凝固酶试验试管法，观察结果时，应轻轻倾斜试管，不要振动或摇动试管，以防凝块被破坏。培养前 4 小时每 30 分钟观察 1 次，阴性者继续培养至 24 小时，因有些金黄色葡萄球菌产生的凝固酶量少，培养 24 小时后才能观察到凝固酶活性。

(5)玻片法可作为快速筛选用，而试管法更为准确，所以玻片法阴性或迟缓凝固时需用试管法证实。

【废弃物处理】

(1)所有的培养皿均按感染性废弃物处理,丢入黄色垃圾袋内,由专人负责。

(2)微量生化管、载玻片丢入利器盒中。

(3)试管放在试管架上,由专人回收。

(4)擦镜纸扔入普通垃圾桶内。

(5)带有细菌的其他物品按感染性废弃物处理,丢入黄色垃圾袋内。

【结果与报告】

1.观察、记录

(1)3 种葡萄球菌在不同培养基上的生长现象(表 6-1-1)。

表 6-1-1　3 种葡萄球菌在不同培养基上的生长现象

细菌	普通琼脂平板	血琼脂平板	高盐甘露醇平板
金黄色葡萄球菌			
表皮葡萄球菌			
腐生葡萄球菌			

(2)革兰染色镜检记录(表 6-1-2)。

表 6-1-2　3 种葡萄球菌革兰染色镜下观察记录

细菌	染色性	形态	排列
金黄色葡萄球菌			
表皮葡萄球菌			
腐生葡萄球菌			

(3)生化试验结果记录(表 6-1-3)。

表 6-1-3　3 种葡萄球菌生化反应结果观察记录

细菌	触酶实验	O/F 实验	甘露醇发酵实验	凝固酶实验	
				玻片法	试管法
金黄色葡萄球菌					
表皮葡萄球菌					
腐生葡萄球菌					

(4)药敏试验结果记录(表 6-1-4)。

表 6-1-4 3 种葡萄球菌新生霉素药敏试验结果记录

细菌	抑菌圈直径(mm)	药敏试验结果(S 或 R)
金黄色葡萄球菌		
表皮葡萄球菌		
腐生葡萄球菌		

2.结果报告 写出 3 种葡萄球菌的鉴定要点。

实验考核

【操作考核】

见表 6-1-5。

表 6-1-5 葡萄球菌的检验考核表

实验环节	操作要点	评价标准	得分
实验准备（10 分）	仪表着装	仪表、着装不整扣 1 分	
	物品准备	缺少 1 种扣 0.5 分	
	物品布局	工作台面凌乱、摆放顺序错误扣 1 分	
葡萄球菌的鉴定（60 分）	分离培养	接种、培养操作不规范扣 2 分	
		菌落特点描述错误扣 2 分	
	染色镜检	革兰染色不规范扣 2 分	
		染色结果判读错误扣 5 分	
	生化鉴定	操作不规范或错误扣 2 分	
		结果判读错误扣 5 分	
	药敏试验	操作不规范扣 2 分	
		结果判读错误扣 5 分	
结果与报告（20 分）	观察记录	试验现象观察记录错误或漏项扣 5 分	
	报告分析	不能正确分析并发出报告扣 5 分	
废弃物处理（5 分）	试验用玻片	未放入利器盒扣 1 分	
	试验用培养基	未放入指定位置或不处理扣 1 分	
	其他废弃物	未按要求处理扣 1 分	
结束整理（5 分）	工作台及物品	未按要求整理台面和物品扣 2 分	
	个人用品	未洗手或洗手方法错误扣 1 分；未脱防护服或防护服折叠方法错误扣 1 分	
总分：			

【学情检测】

（多项选择题）

1.可作为葡萄球菌属内、种间鉴定的试验是(　　)。

A. DNA 试验　　B.触酶试验

C.氧化酶试验　　D.甘露醇发酵试验

E.凝固酶试验

2.可以鉴别金黄色葡萄球菌、表皮葡萄球菌和腐生葡萄球菌的试验是(　　)。

A.触酶试验　　B.新生霉素敏感试验

C.凝固酶试验　　D.甘露醇发酵试验

E.产生脂溶性色素

3.玻片法凝固酶试验需要的试验材料是(　　)。

A.兔血浆　　B.生理盐水

C. 5%红细胞悬液　　D.待检细菌

E.玻片

4.有关金黄色葡萄球菌的描述,正确的是(　　)。

A.血浆凝固酶试验阳性　　B.产生 β-溶血素

C.分解甘露醇　　D.产生耐热核酸酶

E.胆汁溶解试验阳性

5.金黄色葡萄球菌的培养特性包括(　　)。

A.营养要求不高,在普通琼脂培养基可生长

B.能产生脂溶性色素

C.某些菌株耐盐性强,可在含 10%~15% NaCl 的培养基中生长

D.专性需氧

E.在血平板上可见完全溶血现象

实验二　链球菌的检验

实验导入

【实验目的】

(1)掌握链球菌的检验程序、检验方法;掌握链球菌的鉴定与鉴别要点;掌握肠球菌的鉴别要点。

(2)能够清晰地说出链球菌的检验程序;能够描述链球菌的菌落特点、形态染色特点;能够说出链球菌的生化特点、鉴别要点。

(3)培养学生综合分析问题和解决问题的能力;培养学生的生物安全意识和团队合作意识。

【学情探测】

(单项选择题)

1.可作为链球菌属和葡萄球菌属间初步鉴别的试验是(　　)。

A. DNA 试验　　B.触酶试验

C.氧化酶试验　　D.葡萄糖发酵试验

E.蔗糖氧化试验

2. A 群链球菌的鉴别要点是(　　)。

A.分解菊糖　　B.杆菌肽敏感试验阳性

C. CAMP 试验阳性　　D.胆盐溶菌试验阳性

E. Optochin 敏感试验阳性

3.肺炎链球菌的叙述中,正确的是(　　)。

A.革兰阴性球菌　　B.菌体呈矛头状、成双排列

C.不形成荚膜也有致病性　　D.产生芽孢和自溶酶

E.引起间质性肺炎

4.下列属于 B 群链球菌的特征的是(　　)。

A.杆菌肽敏感试验阳性　　B.CAMP 试验阳性

C. Optochin 敏感试验阳性　　D.触酶试验阳性

E.胆汁溶菌试验阳性

5.胆汁溶菌试验常用于鉴别(　　)。

A. A 群链球菌与 B 群链球菌　　B. B 群链球菌与 D 群链球菌

C.肺炎链球菌和甲型溶血性链球菌　　D.肺炎链球菌和乙型溶血性链球菌

E.表皮葡萄球菌与腐生葡萄球菌

实验过程

【实验准备】

(1)菌株:A 群链球菌、B 群链球菌、D 群链球菌、肺炎链球菌、粪肠球菌、金黄色葡萄球菌。

(2)培养基:血琼脂平板、血液 M-H 平板、6.5%氯化钠肉汤、菊糖、七叶苷、胆汁七叶苷等。

(3)试剂:3%H_2O_2(新鲜配制)、革兰染色液、生理盐水、杆菌肽药敏纸片、Optochin 药敏纸片等。

(4)其他:载玻片、直尺、接种环(或接种针)、无菌棉签、显微镜、香柏油、乙醚、擦镜纸、培养箱等。

【实验内容】

1.分离培养　将 A、B、D 群链球菌,以及肺炎链球菌、粪肠球菌以分区划线法接种于血琼脂

平板，置于35℃培养18~24小时后观察细菌菌落特点。

2.革兰染色镜检　挑取平板上的单个菌落进行革兰染色镜检。

3.生化试验

(1)触酶试验：挑取链球菌的培养物进行触酶试验。

(2)七叶苷、胆汁七叶苷水解试验：分别将D群链球菌、粪肠球菌接种于七叶苷、胆汁七叶苷培养基中，置于35℃培养箱培养18~24小时后观察。

(3)菊糖试验：将肺炎链球菌接种于菊糖培养基，置于35℃培养箱培养18~24小时后观察。

(4)CAMP试验：在血琼脂平板上，先取金黄色葡萄球菌划种一条长直线，然后将B群链球菌在距金黄色葡萄球菌接种线3 mm处呈直角接种一短线，用同样方法接种阴性和阳性对照菌，置于35℃培养箱中培养18~24小时后观察。

(5)胆盐溶菌试验：有平板法和试管法两种。①平板法：直接将10%去氧胆酸钠溶液滴在菌落上，置于35℃培养30分钟后观察结果。②试管法：直接将10%去氧胆酸钠溶液滴在血清肉汤培养物中，置于35℃培养15~30分钟后观察结果。

4.药敏鉴定试验

(1)杆菌肽敏感试验：将A群链球菌在血液M-H平板上进行密涂划线，粘贴0.04 U杆菌肽药敏纸片，置于35℃培养18~24小时后观察结果。

判定标准：形成抑菌环为敏感，推断为A群链球菌。

(2)Optochin敏感试验：将肺炎链球菌在血液M-H平板上进行密涂划线，粘贴5 μg Optochin药敏纸片，置于35℃培养18~24小时后观察结果。

判定标准：抑菌环直径>14 mm为敏感，推断为肺炎链球菌。

【质量保证】

(1)细菌的接种与培养必须严格执行无菌操作。

(2)触酶试验所用的H_2O_2溶液应现配现用，勿在平板尤其是血平板上进行操作，以免出现假阳性；每次试验时，应用阳性和阴性菌株做对照。

【废弃物处理】

(1)所有的培养皿均按感染性废弃物处理，丢入黄色垃圾袋内，经高压蒸汽灭菌后，由专人负责处理。

(2)鉴定细菌用微量生化管、一次性载玻片丢入利器盒中，高压蒸汽灭菌后，由专人统一处理。

(3)用过的试管放入10%的有效氯消毒剂中消毒2小时后，由专人回收、洗刷处理。

(4)擦镜纸及带有细菌的其他可焚烧物品，丢入黄色垃圾袋内，送焚烧炉焚烧处理。

【结果与报告】

1.观察、记录

(1)观察并记录链球菌在血平板的生长特点(表6-2-1)。

表 6-2-1 链球菌在血平板的生长特点

细菌	菌落大小	颜色	溶血现象	表面是否光滑、凸起
A 群链球菌				
B 群链球菌				
D 群链球菌				
肺炎链球菌				
粪肠球菌				

(2)链球菌革兰染色镜下观察记录(表 6-2-2)。

表 6-2-2 链球菌革兰染色镜下观察记录

细菌	染色性	形态	排列
A 群链球菌			
B 群链球菌			
D 群链球菌			
肺炎链球菌			
粪肠球菌			

(3)链球菌生化试验结果观察记录(表 6-2-3)。

表 6-2-3 链球菌生化试验结果观察记录

细菌	触酶	七叶苷	胆汁七叶苷	菊糖	CAMP	胆盐溶菌
A 群链球菌						
B 群链球菌						
D 群链球菌						
肺炎链球菌						
粪肠球菌						

(4)链球菌药敏鉴定试验结果记录(表 6-2-4)。

表 6-2-4 链球菌药敏鉴定试验结果记录

细菌	杆菌肽敏感试验		Optochin 敏感试验	
	抑菌圈直径(mm)	结果	抑菌圈直径(mm)	结果
A 群链球菌				
B 群链球菌				
D 群链球菌				
肺炎链球菌				

2.结果报告　写出常见链球菌的鉴定要点。

实验考核

【操作考核】

见表 6-2-5。

表 6-2-5　链球菌的检验考核表

<table>
<tr><th>实验环节</th><th>操作要点</th><th>评价标准</th><th>得分</th></tr>
<tr><td rowspan="3">实验准备
(10 分)</td><td>仪表着装</td><td>仪表、着装不整扣 1 分</td><td rowspan="3"></td></tr>
<tr><td>物品准备</td><td>缺少 1 种扣 0.5 分</td></tr>
<tr><td>物品布局</td><td>工作台面凌乱、摆放顺序错误扣 1 分</td></tr>
<tr><td rowspan="8">葡萄球菌的鉴定
(60 分)</td><td rowspan="2">分离培养</td><td>接种、培养操作不规范扣 2 分</td><td rowspan="8"></td></tr>
<tr><td>菌落特点描述错误扣 2 分</td></tr>
<tr><td rowspan="2">染色镜检</td><td>革兰染色不规范扣 2 分</td></tr>
<tr><td>染色结果判读错误扣 5 分</td></tr>
<tr><td rowspan="2">生化鉴定</td><td>操作不规范或错误扣 2 分</td></tr>
<tr><td>结果判读错误扣 5 分</td></tr>
<tr><td rowspan="2">药敏试验</td><td>操作不规范扣 2 分</td></tr>
<tr><td>结果判读错误扣 5 分</td></tr>
<tr><td rowspan="2">结果与报告
(20 分)</td><td>观察记录</td><td>试验现象观察记录错误或漏项扣 5 分</td><td rowspan="2"></td></tr>
<tr><td>报告分析</td><td>不能正确分析并发出报告扣 5 分</td></tr>
<tr><td rowspan="3">废弃物处理
(5 分)</td><td>试验用玻片</td><td>未放入利器盒扣 1 分</td><td rowspan="3"></td></tr>
<tr><td>试验用培养基</td><td>未放入指定位置或不处理扣 1 分</td></tr>
<tr><td>其他废弃物</td><td>未按要求处理扣 1 分</td></tr>
<tr><td rowspan="2">结束整理
(5 分)</td><td>工作台及物品</td><td>未按要求整理台面和物品扣 2 分</td><td rowspan="2"></td></tr>
<tr><td>个人用品</td><td>未洗手或洗手方法错误扣 1 分;未脱防护服或防护服折叠方法错误扣 1 分</td></tr>
<tr><td colspan="4">总分:</td></tr>
</table>

【学情检测】

(多项选择题)

1.一患脑膜炎的新生儿,血培养见大量球菌繁殖,该菌呈 β-溶血、触酶阴性、分解葡萄糖产酸。想要明确诊断,还需要做的试验是(　　)。

A.胆盐溶菌试验　　B.杆菌肽敏感试验

C. Optochin 敏感试验　　D. CAMP 试验

E.七叶苷水解试验

2.在亚急性心内膜炎患者血液中分离出一株细菌,血平板上为灰白色、α-溶血较小菌落,革兰染色为阳性球菌,链状排列,触酶试验阴性。想要明确诊断,还需要做哪些试验(　　)。

A.胆盐溶菌试验　　B. 6.5% NaCl 生长试验

C. Optochin 敏感试验　　D. CAMP 试验

E.七叶苷水解试验

3.杆菌肽敏感试验阴性的有(　　)。

A. A 群链球菌　　B. B 群链球菌

C. C 群链球菌　　D. D 群链球菌

E. F 群链球菌

4.在 6.5% NaCl 肉汤培养基中能生长的细菌有(　　)。

A.肺炎链球菌　　B. A 群链球菌

C. B 群链球菌　　D.金黄色葡萄球菌

E.粪肠球菌

5.有关肺炎链球菌的叙述,正确的是(　　)。

A.革兰阳性双球菌　　B.有自溶现象

C.对 Optochin 敏感　　D.对青霉素敏感

E.可引起脑膜炎

实验三　大肠埃希菌的检验

实验导入

【实验目的】

(1)掌握大肠埃希菌的鉴定要点及鉴定依据。

(2)能够准确描述大肠埃希菌的菌落特点、形态染色和基本生化反应。

(3)培养学生综合分析问题、解决问题的能力;培养学生的生物安全意识和团队合作意识。

【学情探测】

(单项选择题)

1.鉴定肠杆菌科的基本条件是(　　)。

A.发酵葡萄糖,氧化酶阴性,还原硝酸盐

B.发酵葡萄糖,氧化酶阳性,还原硝酸盐

C.发酵葡萄糖,氧化酶阴性,不还原硝酸盐

D.不发酵葡萄糖,氧化酶阴性,还原硝酸盐

E.不发酵葡萄糖，氧化酶阴性，不还原硝酸盐

2. O157：H7 的鉴别培养基为(　　)。

A. TCBS 培养基　　B. SS 培养基

C.中国蓝培养基　　D.改良柯小夫培养基

E.山梨醇麦康凯培养基

3.关于大肠埃希菌的描述，错误的是(　　)。

A.革兰染色阴性　　B.不能引起肺炎

C.兼性厌氧　　D.有荚膜

E.营养要求低

4. IMViC 试验包括(　　)。

A.吲哚试验、甲基红试验、V-P 试验和枸橼酸盐利用试验

B.葡萄糖发酵试验、甲基红试验、V-P 试验和枸橼酸盐利用试验

C.吲哚试验、甲基红试验、V-P 试验和碳酸盐利用试验

D.乳糖发酵试验、甲基红试验、V-P 试验和枸橼酸盐利用试验

E.吲哚试验、葡萄糖发酵试验、V-P 试验和亚硝酸盐还原试验

5.有关埃希菌属的特点，下列说法正确的是(　　)。

A.革兰阴性短杆菌，散在排列，大多数有周鞭毛

B.革兰阳性，菌体染色不均匀，菌体一端或两端膨大

C.革兰阴性，较粗大，有明显的荚膜，无鞭毛

D.革兰阴性，弧形或逗点状，菌体一端有单鞭毛

E.革兰阴性双球菌，无鞭毛

实验过程

【实验准备】

(1)菌株：大肠埃希菌 ATCC25922 株(溶血)和 K12 株(不溶血)、致病性大肠埃希菌(EPEC)、肠出血性大肠埃希菌(EHEC)O157：H7 无毒株。

(2)培养基：血琼脂、SS 或 MAC 琼脂、山梨醇麦康凯平板、KIA 斜面培养基、IMViC、MIU 培养基等。

(3)试剂：氧化酶纸片、革兰染色液、硝酸盐还原试剂、靛基质试剂、甲基红试剂、V-P 试剂、EPEC 多价诊断血清 O/K 多价(Ⅰ、Ⅱ、Ⅲ组)和单价血清、EHEC O157：H7 多价诊断血清等。

(4)其他：接种环(或接种针)、酒精灯、载玻片、显微镜、香柏油、乙醚、擦镜纸、培养箱、记号笔等。

【实验内容】

1.分离培养　将大肠埃希菌和 EPEC 以分区划线法分别接种于血琼脂平板、SS 或 MAC 琼脂平板上，将 EHEC O157：H7 接种于山梨醇麦康凯平板上，置于 35℃ 培养 18~24 小时后观察

细菌菌落特点。

2.革兰染色镜检 挑取平板上的单个菌落进行革兰染色镜检。

3.生化试验

(1)氧化酶试验:挑取大肠埃希菌菌落涂抹于氧化酶纸片上,10 秒内试纸变红色或紫黑色为阳性,不变色为阴性。

(2)其他生化试验:将大肠埃希菌分别接种于硝酸盐还原、KIA、IMViC 等生化反应管中,置于 35℃培养 18~24 小时,加入相应试剂,观察结果。

4.血清学试验

(1)EPEC 的鉴定:将 EPEC 多价诊断血清 O/K 多价Ⅰ组滴于玻片上,取适量 EPEC 培养物混悬于诊断血清中,数分钟内出现肉眼可见的颗粒凝集物为阳性,否则为阴性。

如多价Ⅰ组未凝集,则依次对Ⅱ组和Ⅲ组进行凝集试验。若某一组检测结果为阳性,表明检测菌具有 K 抗原,应进一步用该组单价 O 血清进行凝集。

若 O 血清不出现凝集现象,可能是 K 抗原的阻断作用导致,应用生理盐水配制浓度为 10^8 CFU/mL的菌悬液,100℃加热 1 小时后,再进行 O 血清凝集反应。如出现凝集则表明该菌具有 O 抗原。

(2)EHEC O157:H7 无毒株的鉴定:将 EHEC O157:H7 多价血清滴加于玻片上,取适量 EHEC O157:H7 无毒株培养物混悬于诊断血清中,数分钟内出现肉眼可见的颗粒性凝集物为阳性,否则为阴性。

【质量保证】

(1)细菌的接种与培养必须严格执行无菌操作。

(2)最好选用培养 1~24 小时的纯培养物。

(3)氧化酶试验宜从普通琼脂或血琼脂上取菌,不宜从 SS 或 MAC 上取菌,以免影响实验结果。

【废弃物处理】

(1)所有的培养皿均按感染性废弃物处理,丢入黄色垃圾袋内,经高压蒸汽灭菌后,由专人负责处理。

(2)鉴定细菌用微量生化管、一次性载玻片丢入利器盒中,高压蒸汽灭菌后,由专人统一处理。

(3)用过的试管放入 10%的有效氯消毒剂中消毒 2 小时后,由专人回收、洗刷处理。

(4)擦镜纸及带有细菌的其他可焚烧物品,丢入黄色垃圾袋内,送焚烧炉焚烧处理。

【结果与报告】

1.观察、记录

(1)观察并记录细菌菌落特点(表 6-3-1)。

表 6-3-1 大肠埃希菌在不同培养基上的菌落特点

平板培养基	大肠埃希菌
血琼脂平板	
SS 琼脂平板	
MAC 琼脂平板	

(2)革兰染色镜检记录(表 6-3-2)。

表 6-3-2 大肠埃希菌革兰染色镜下观察记录

细菌	染色性	形态	排列
大肠埃希菌			

(3)生化试验结果记录(表 6-3-3)。

表 6-3-3 大肠埃希菌主要生化反应结果观察记录(1)

项目	氧化酶	硝酸盐还原	KIA				IMViC			
			乳糖	葡萄糖	气体	H_2S	靛基质	甲基红	VP	枸橼酸盐
结果										

表 6-3-3 大肠埃希菌主要生化反应结果观察记录(2)

项目	苯丙氨酸脱氨酶	赖氨酸脱羧酶	鸟氨酸脱羧酶	精氨酸双水解酶	β-半乳糖苷酶	动力
结果						

(4)血清学试验结果(表 6-3-4)。

表 6-3-4 血清学试验结果

细菌	多价诊断血清	单价诊断血清
EPEC		
EHEC O157：H7		

2.结果报告 写出大肠埃希菌、EPEC、EHEC 的鉴定要点。

实验考核

【操作考核】

见表 6-3-5。

表 6-3-5 大肠埃希菌的检验考核表

实验环节	操作要点	评价标准	得分
实验准备（10 分）	仪表着装	仪表、着装不整扣 1 分	
	物品准备	缺少 1 种扣 0.5 分	
	物品布局	工作台面凌乱、摆放顺序错误扣 1 分	
大肠埃希菌的鉴定（60 分）	分离培养	接种、培养操作不规范扣 2 分	
		菌落特点描述错误扣 2 分	
	染色镜检	革兰染色不规范扣 2 分	
		染色结果判读错误扣 5 分	
	生化鉴定	操作不规范或错误扣 2 分	
		结果判读错误扣 5 分	
	血清学试验	操作不规范扣 2 分	
		结果判读错误扣 5 分	
结果与报告（20 分）	观察记录	试验现象观察记录错误或漏项扣 5 分	
	报告分析	不能正确分析并发出报告扣 5 分	
废弃物处理（5 分）	试验用玻片	未放入利器盒扣 1 分	
	试验用培养基	未放入指定位置或不处理扣 1 分	
	其他废弃物	未按要求处理扣 1 分	
结束整理（5 分）	工作台及物品	未按要求整理台面和物品扣 2 分	
	个人用品	未洗手或洗手方法错误扣 1 分；未脱防护服或防护服折叠方法错误扣 1 分	
总分：			

【学情检测】

（多项选择题）

1.可作为宋氏志贺菌与大肠埃希菌的鉴别试验的是(　　)。

A.动力试验　　B.乳糖发酵试验

C.黏液酸分解试验　　D.赖氨酸脱羧酶试验

E.硝酸盐还原试验

2.下列不能发酵乳糖的肠道杆菌为(　　)。

A.大肠埃希菌　　B.痢疾志贺菌

C.伤寒沙门菌　　D.普通变形菌

E.小肠结肠炎耶尔森菌

3.可引起腹泻的大肠埃希菌有(　　)。

A. EAEC　　B. ETEC

C. EIEC　　D. EPEC

E. EHEC

4.大肠埃希菌的典型生化试验结果,正确的是(　　)。

A. IMViC:+ + - -　　B.脲酶试验阴性

C.肠内感染菌株,不发酵或迟缓发酵乳糖　　D.动力试验阴性

E.在 EMB 培养基上呈蓝紫色,有金属光泽

5.肠杆菌科细菌共同的生化特征是(　　)。

A.发酵葡萄糖　　B.分解甘露醇

C.发酵乳糖　　D.氧化酶阴性

E.硝酸盐还原试验阳性

实验四　沙门菌属和志贺菌属的检验

实验导入

【实验目的】

(1)掌握沙门菌属、志贺菌属的生物学特性、检验程序及鉴定方法。

(2)能够清晰地说出沙门菌属及志贺菌属的检验程序。

(3)培养学生运用知识和技能,独立思考问题的能力;培养学生发现问题、分析问题和解决问题的能力;培养学生的综合能力。

【学情探测】

(单项选择题)

1.无鞭毛的细菌是(　　)。

A.埃希菌属　　B.沙门菌属

C.志贺菌属　　D.变形杆菌属

E.枸橼酸杆菌属

2.克氏双糖铁琼脂(KIA)试验一般不用于观察(　　)。

A.葡萄糖发酵　　B.乳糖发酵

C.麦芽糖发酵　　D.是否产气

E.是否产硫化氢

3.目前在我国引起细菌性痢疾最常见的病原菌是(　　)。

A.痢疾志贺菌1型　　B.福氏志贺菌

C.鲍氏志贺菌　　D.鲍氏志贺菌2型

E.痢疾志贺菌2型

4.沙门菌不具有的抗原为(　　)。

A. O抗原　　B. H抗原

C. Vi抗原　　D. K抗原

E. M抗原

5. 患者,女性,29岁,发热1周,食欲缺乏、乏力、腹胀、腹泻、脾大。外周血白细胞偏低,患病后曾服退热药及磺胺药,发热仍不退,临床怀疑为伤寒病。为进一步确诊,应做的检查首选(　　)。

A.肥达反应　　B.血培养

C.尿培养　　D.粪便培养

E.骨髓培养

实验过程

【实验准备】

(1)菌株:伤寒沙门菌、甲型副伤寒沙门菌、福氏志贺菌、宋氏志贺菌。

(2)培养基:血琼脂、麦康凯琼脂、SS琼脂、硝酸盐还原培养基、KIA、IMViC培养基等。

(3)试剂:氧化酶纸片、革兰染色液、硝酸盐还原试剂、靛基质试剂、甲基红试剂、V-P试剂、沙门菌A~F群多价及单价诊断血清、志贺菌四价及单价诊断血清。

(4)其他:接种环(或接种针)、酒精灯、载玻片、显微镜、香柏油、乙醚、擦镜纸、培养箱、记号笔等。

【实验内容】

1.分离培养　将伤寒沙门菌、甲型副伤寒沙门菌、福氏志贺菌、宋氏志贺菌以分区划线法分别接种于血琼脂平板、麦康凯琼脂平板、SS琼脂平板,置于35℃培养18~24小时后观察细菌菌落特点。

2.革兰染色镜检　挑取平板上的单个菌落进行革兰染色镜检。

3.生化试验

(1)氧化酶试验:分别挑取伤寒沙门菌、甲型副伤寒沙门菌、福氏志贺菌的可疑菌落涂抹于氧化酶纸片上,10秒内试纸变红色或紫黑色为阳性,不变色为阴性。

(2)其他生化试验:将伤寒沙门菌、甲型副伤寒沙门菌、福氏志贺菌分别接种于硝酸盐还原、KIA、IMViC等生化反应管中,置35℃培养箱培养18~24小时后,加入相应试剂,观察结果。

4.血清学试验

(1)沙门菌的鉴定:取上述沙门菌与沙门菌属A~F多价O抗血清进行玻片凝集试验,若发生凝集,则进一步与单价血清依次进行凝集反应。

若生化反应符合沙门菌,但 A~F 多价 O 抗血清与细菌不发生凝集,则可能是表面抗原(Vi)存在而导致的假阴性,可制成菌悬液后 60℃ 加热 30 分钟或传代去除 Vi 抗原后再进行凝集反应;如去除 Vi 抗原后仍不发生凝集,可送当地疾病预防控制中心鉴定。

(2)志贺菌的鉴定:取上述志贺菌与志贺菌属四价 O 抗血清进行玻片凝集试验,若发生凝集,则进一步与单价血清依次进行凝集反应。

若生化反应符合沙门菌,但四价 O 抗血清与细菌不发生凝集,则可能是 K 抗原阻断所致,可制成菌悬液后加热破坏 K 抗原后再进行凝集反应;若仍不发生凝集,则可能是 EIEC 菌株,需进一步鉴定。

【质量保证】

(1)细菌的接种与培养必须严格执行无菌操作。

(2)进行生化试验时,尽量选取普通琼脂或血琼脂上的细菌,最好选用培养 18~24 小时的纯培养物。

(3)沙门菌 Vi 抗原能阻断 O 抗原与相应抗体的凝集反应,加热可将其破坏,人工传代也可消失。

(4)血清学凝集试验应同时设立阴性、阳性对照。

【废弃物处理】

(1)所有的培养皿均按感染性废弃物处理,丢入黄色垃圾袋内,经高压蒸汽灭菌后,由专人负责处理。

(2)鉴定细菌用微量生化管、一次性载玻片丢入利器盒中,高压蒸汽灭菌后,由专人统一处理。

(3)用过的试管放入 10%的有效氯消毒剂中消毒 2 小时后,由专人回收、洗刷处理。

(4)擦镜纸及带有细菌的其他可焚烧物品,丢入黄色垃圾袋内,送焚烧炉焚烧处理。

【结果与报告】

1.观察、记录

(1)观察并记录细菌菌落特点(表 6-4-1)。

表-6-4-1　沙门菌及志贺菌在不同培养基上的菌落特点

平板培养基	沙门菌	志贺菌
血琼脂平板		
SS 琼脂平板		
MAC 琼脂平板		

(2)革兰染色镜检记录(表 6-4-2)。

表 6-4-2　沙门菌及志贺菌革兰染色镜下观察记录

细菌	染色性	形态	排列
沙门菌			
志贺菌			

(3)生化试验结果记录(表 6-4-3)。

表 6-4-3　沙门菌及志贺菌主要生化反应结果观察记录(1)

细菌	硝酸盐还原	KIA				IMViC			
		乳糖	葡萄糖	气体	H_2S	靛基质	甲基红	VP	枸橼酸盐
沙门菌									
志贺菌									

表 6-4-3　沙门菌及志贺菌主要生化反应结果观察记录(2)

细菌	苯丙氨酸脱氨酶	赖氨酸脱羧酶	鸟氨酸脱羧酶	精氨酸双水解酶	β-半乳糖苷酶	动力
沙门菌						
志贺菌						

(4)血清学反应结果(表 6-4-4)。

表 6-4-4　血清学反应结果

细菌	多价诊断血清	单价诊断血清
沙门菌		
志贺菌		

2.结果报告　写出伤寒沙门菌、甲型副伤寒沙门菌、福氏志贺菌、宋氏志贺菌的鉴定要点。

实验考核

【操作考核】

见表 6-4-5。

表 6-4-5　沙门菌属和志贺菌属的检验考核表

实验环节	操作要点	评价标准	得分
实验准备(10 分)	仪表着装	仪表、着装不整扣 1 分	
	物品准备	缺少 1 种扣 0.5 分	
	物品布局	工作台面凌乱、摆放顺序错误扣 1 分	

续表

实验环节	操作要点	评价标准	得分
沙门菌和志贺菌的鉴定(60分)	分离培养	接种、培养操作不规范扣2分	
		菌落特点描述错误扣2分	
	染色镜检	革兰染色不规范扣2分	
		染色结果判读错误扣5分	
	生化鉴定	操作不规范或错误扣2分	
		结果判读错误扣5分	
沙门菌和志贺菌的鉴定(60分)	血清学试验	操作不规范扣2分	
		结果判读错误扣5分	
结果与报告(20分)	观察记录	试验现象观察记录错误或漏项扣5分	
	报告分析	不能正确分析并发出报告扣5分	
废弃物处理(5分)	试验用玻片	未放入利器盒扣1分	
	试验用培养基	未放入指定位置或不处理扣1分	
	其他废弃物	未按要求处理扣1分	
结束整理(5分)	工作台及物品	未按要求整理台面和物品扣2分	
	个人用品	未洗手或洗手方法错误扣1分;未脱防护服或防护服折叠方法错误扣1分	
总分:			

【学情检测】

(多项选择题)

1.在KIA中,底层为黄色,斜面为红色,无气泡,产H_2S,最可能的细菌是(　　)。

A.大肠埃希菌　　B.沙门菌

C.志贺菌　　D.变形杆菌

E.产气肠杆菌

2.进行志贺菌的分离培养,可采集何种标本(　　)。

A.血液　　B.尿液

C.肛拭子　　D.脓液

E.黏液脓血便

3.初步将志贺菌从肠道杆菌中鉴别出来的生化反应方法是(　　)。

A.培养基中加亚碲酸钾　　B.菊糖发酵试验

C.尿素分解试验　　D.动力试验

E.半固体双糖含铁培养基接种试验

4.符合哪些生化特征,可初步诊断为沙门菌(　　)。

A.硝酸盐还原阳性

B.氧化酶阴性

C. MIU:+--

D. KIA:KA+/--/+

E.触酶阳性

5.在SS平板上形成无色、细小、透明或半透明菌落的细菌有(　　)。

A.伤寒沙门菌

B.副伤寒沙门菌

C.变形杆菌

D.志贺菌

E.大肠埃希菌

实验五　普通变形杆菌的检验

实验导入

【实验目的】

(1)掌握变形杆菌的主要生物学特性和鉴定依据。

(2)能够准确描述变形杆菌在培养基上的菌落特点和鉴定要点。

(3)培养学生发现问题、分析问题、解决问题和独立思考的综合能力;培养学生的生物安全意识和团队合作意识。

【学情探测】

(单项选择题)

1.(　　)X菌株O抗原与立克次体有共同抗原成分,可发生交叉反应。

A.大肠埃希菌

B.伤寒沙门菌

C.克雷伯菌

D.变形杆菌

E.痢疾杆菌

2.下列物质不能抑制变形杆菌的迁徙生长的是(　　)。

A. 0.1%苯酚

B. V+X因子

C. 5%~6%琼脂

D.胆盐

E.同型抗血清

3.从腹腔感染患者腹腔液中分离出一革兰阴性杆菌,氧化酶阴性,苯丙氨酸脱氨酶阳性,在血平板上有迁徙生长,H_2S阳性,它可能是(　　)。

A.变形杆菌

B.摩根摩根菌

C.普罗维登斯菌

D.伤寒沙门菌

E.枸橼酸杆菌

4.下列能分解尿素的肠道杆菌是(　　)。

A.大肠埃希菌　　B.沙门菌

C.志贺菌　　D.变形杆菌

E.产气肠杆菌

5.常出现迁徙生长现象的是(　　)。

A.普通变形杆菌　　B.大肠埃希菌

C.沙门菌　　D.肺炎克雷伯菌

E.宋内志贺菌

实验过程

【实验准备】

(1)菌株:普通变形杆菌。

(2)培养基:血平板、MAC 琼脂平板、SS 琼脂平板、半固体培养基、硝酸盐还原培养基、KIA、IMViC、苯丙氨酸脱氨酶、尿素、鸟氨酸脱羧酶等。

(3)试剂:氧化酶纸片、革兰染色液、硝酸盐还原试剂、靛基质试剂、甲基红试剂、V-P 试剂,10%三氯化铁溶液。

(4)其他:接种环(或接种针)、酒精灯、载玻片、显微镜、香柏油、乙醚、擦镜纸、培养箱、记号笔等。

【实验内容】

1.分离培养　将普通变形杆菌以分区划线法分别接种于血平板、SS 琼脂平板或 MAC 琼脂平板,置于 35℃培养 18~24 小时后观察细菌菌落特征。

2.革兰染色镜检　挑取普通琼脂平板上的变形杆菌菌落进行革兰染色镜检。

3.生化试验

(1)氧化酶试验:挑取普通变形杆菌的可疑菌落涂抹于氧化酶纸片上,10 秒内试纸变红色或紫黑色为阳性,不变色为阴性。

(2)其他生化试验:将普通变形杆菌分别接种于硝酸盐还原、KIA、IMViC、苯丙氨酸脱氨酶、尿素、鸟氨酸脱羧酶等生化反应管中,置于 35℃培养 18~24 小时后,加入相应试剂,观察结果。

【质量保证】

(1)细菌的分离培养必须严格执行无菌操作。

(2)进行生化试验时,尽量选取普通琼脂或血琼脂上的细菌,最好选用培养 18~24 小时的纯培养物。

【废弃物处理】

(1)所有的培养皿均按感染性废弃物处理,丢入黄色垃圾袋内,经高压蒸汽灭菌后,由专人负责处理。

(2)鉴定细菌用微量生化管、一次性载玻片丢入利器盒中,高压蒸汽灭菌后,由专人统一处理。

(3)用过的试管放入10%的有效氯消毒剂中消毒2小时后,由专人回收、洗刷处理。

(4)擦镜纸及带有细菌的其他可焚烧物品,丢入黄色垃圾袋内,送焚烧炉焚烧处理。

【结果与报告】

1.观察、记录

(1)观察并记录细菌菌落特点(表6-5-1)。

表6-5-1　变形杆菌在不同培养基上的菌落特点

平板培养基	变形杆菌
血平板或普通平板	
SS琼脂平板	
MAC琼脂平板	

(2)革兰染色镜检记录(表6-5-2)。

表6-5-2　变形杆菌革兰染色镜下观察记录

细菌	染色性	形态	排列
变形杆菌			

(3)生化试验结果记录(表6-5-3)。

表6-5-3　变形杆菌主要生化反应结果观察记录(1)

项目	氧化酶	硝酸盐还原	KIA				IMViC			
			乳糖	葡萄糖	气体	H_2S	靛基质	甲基红	VP	枸橼酸盐
结果										

表6-5-3　变形杆菌主要生化反应结果观察记录(2)

项目	苯丙氨酸脱氨酶	尿素	赖氨酸脱羧酶	鸟氨酸脱羧酶	精氨酸双水解酶	β-半乳糖苷酶	动力
结果							

2.结果报告　写出普通变形杆菌的鉴定要点。

实验考核

【操作考核】

见表6-5-4。

表 6-5-4 普通变形杆菌的检验考核表

实验环节	操作要点	评价标准	得分
实验准备（10 分）	仪表着装	仪表、着装不整扣 1 分	
	物品准备	缺少 1 种扣 0.5 分	
	物品布局	工作台面凌乱、摆放顺序错误扣 1 分	
普通变形杆菌的鉴定（60 分）	分离培养	接种、培养操作不规范扣 2 分	
		菌落特点描述错误扣 2 分	
	染色镜检	革兰染色不规范扣 2 分	
		染色结果判读错误扣 5 分	
	生化鉴定	操作不规范或错误扣 2 分	
		结果判读错误扣 5 分	
结果与报告（20 分）	观察记录	试验现象观察记录错误或漏项扣 5 分	
	报告分析	不能正确分析并发出报告扣 5 分	
废弃物处理（5 分）	试验用玻片	未放入利器盒扣 1 分	
	试验用培养基	未放入指定位置或不处理扣 1 分	
	其他废弃物	未按要求处理扣 1 分	
结束整理（5 分）	工作台及物品	未按要求整理台面和物品扣 2 分	
	个人用品	未洗手或洗手方法错误扣 1 分；未脱防护服或防护服折叠方法错误扣 1 分	
总分：			

【学情检测】

（多项选择题）

1.下列可作为普通变形杆菌与奇异变形杆菌的鉴别试验的是(　　)。

A.氧化酶试验　　B.触酶试验

C.鸟氨酸脱羧酶试验　　D.吲哚试验

E.麦芽糖发酵试验

2.普通变形杆菌、奇异变形杆菌的迁徙生长，可受(　　)抑制。

A. 0.1%苯酚　　B. 5%～6%的琼脂

C.胆盐　　D.同型抗血清

E.半胱氨酸

3.下列试验可以鉴别变形杆菌属与沙门菌属的是(　　)。

A. KIA　　B.在 SS 上的生长情况

C.革兰染色　　D.在血平板上的生长情况

E.苯丙氨酸脱氨酶试验

4.某患者粪便标本分离出的菌落,经纯培养后,在 MAC 上可见无色半透明菌落,SS 培养基上可见无色、中心呈黑色的菌落,请问该菌有可能是(　　)。

A.大肠埃希菌　　B.沙门菌

C.志贺菌　　D.变形杆菌

E.产气肠杆菌

5.奇异变形杆菌的特点是(　　)。

A.迁徙生长　　B.吲哚试验阳性

C.吲哚试验阴性　　D.鸟氨酸脱羧酶试验阳性

E.鸟氨酸脱羧酶试验阴性

实验六　铜绿假单胞菌的检验

实验导入

【实验目的】

(1)掌握铜绿假单胞菌的形态染色、培养特性和菌落特点;掌握非发酵菌与肠杆菌科细菌的鉴别。

(2)能够描述铜绿假单胞菌在培养基上的特点和鉴定要点。

(3)培养学生综合分析问题和解决问题的能力;培养学生的生物安全意识和团队合作意识。

【学情探测】

(单项选择题)

1.下列铜绿假单胞菌生化反应中,正确的是(　　)。

A.不分解葡萄糖　　B.氧化酶试验阳性

C.产生硫化氢　　D.枸橼酸盐利用试验阴性

E.精氨酸双水解酶阴性

2.在血琼脂平板上,出现大而扁平、湿润、有生姜气味及透明溶血环的蓝绿色菌落,最可能的细菌是(　　)。

A.流感嗜血杆菌　　B.肺炎克雷伯菌

C.大肠埃希菌　　D.铜绿假单胞菌

E.肺炎支原体

3.铜绿假单胞菌的典型菌落是(　　)。

A.呈灰绿色,大小不一,扁平湿润,边缘不整齐,表面常可见金属光泽

B.圆形凸起,灰白色半透明,似大肠埃希菌菌落

C.光滑凸起,呈黏液状

D.细小、无光泽、半透明

E.中央凸起,边缘扁平,表面粗糙

4.铜绿假单胞菌的最适生长温度是(　　)。

A. 4℃　　B. 20℃

C. 35℃　　D. 37℃

E. 42℃

5.非发酵菌是指一群不发酵或不分解糖类的(　　)。

A.革兰阴性无芽孢需氧杆菌　　B.革兰阴性无芽孢厌氧杆菌

C.革兰阴性球菌　　D.革兰阳性芽孢需氧杆菌

E.革兰阳性芽孢厌氧杆菌

实验过程

【实验准备】

(1)菌株:铜绿假单胞菌。

(2)培养基:血平板、普通琼脂平板、MAC 琼脂平板、O/F 发酵管,硝酸盐还原培养基、精氨酸双水解酶培养基、枸橼酸盐培养基等。

(3)试剂:氧化酶纸片、革兰染色液、无菌液体石蜡、硝酸盐还原试剂、锌粉(或锌粒)等。

(4)其他:接种环(或接种针)、酒精灯、载玻片、显微镜、香柏油、乙醚、擦镜纸、培养箱、记号笔等。

【实验内容】

1.分离培养　将铜绿假单胞菌以分区划线法分别接种于血平板、普通琼脂平板和 MAC 琼脂平板,置于 35℃培养 18~24 小时后观察菌落特点。

2.形态结构观察

(1)革兰染色镜检:挑取普通琼脂平板上的铜绿假单胞菌菌落进行革兰染色镜检。

(2)动力检查:取肉汤纯培养物,用压滴法(或悬滴法)观察细菌动力。发现铜绿假单胞菌有动力,细菌运动活泼。

3.生化试验

(1)氧化酶试验:挑取铜绿假单胞菌的可疑菌落涂抹于氧化酶纸片上,10 秒内试纸变红色或紫黑色为阳性,不变色为阴性。

(2)氧化发酵(O/F)试验:取待检菌接种到 2 支 O/F 发酵管,一支管加无菌石蜡油或凡士林于培养基上层以隔绝空气,验证待检菌的发酵特征;另一支管不加,验证待检菌的氧化特征。置于 35℃培养 18~24 小时后,观察结果。

结果判定:加石蜡油管颜色无变化而不加石蜡油管颜色变为黄色,待检菌为氧化型;两管

颜色均变为黄色为发酵型；两管颜色均不改变为产碱型。

(3)其他生化试验：将铜绿假单胞菌分别接种于硝酸盐还原、精氨酸双水解酶、尿素、枸橼酸盐等生化反应管中，置于35℃培养18~24小时后，加入相应指示剂观察结果。

【质量保证】

(1)细菌接种与培养必须严格执行无菌操作。

(2)进行生化试验时，尽量选取普通琼脂或血琼脂上的细菌。

(3)最好选用培养18~24小时的纯培养物。

【废弃物处理】

(1)所有的培养皿均按感染性废弃物处理，丢入黄色垃圾袋内，经高压蒸汽灭菌后，由专人负责处理。

(2)鉴定细菌用微量生化管、一次性载玻片丢入利器盒内，经高压蒸汽灭菌后，由专人统一处理。

(3)用过的试管放入10%的有效氯消毒剂中消毒2小时后，由专人回收、洗刷处理。

(4)擦镜纸及带有细菌的其他可焚烧物品，丢入黄色垃圾袋内，送焚烧炉焚烧处理。

【结果与报告】

1.观察、记录

(1)观察并记录细菌菌落特点(表6-6-1)。

表6-6-1 铜绿假单胞菌在不同培养基上的菌落特点

平板培养基	铜绿假单胞菌
普通平板	
血平板	
MAC琼脂或SS琼脂平板	

(2)形态学检查(表6-6-2)。

表6-6-2 铜绿假单胞菌镜下观察记录

细菌	染色性	形态	排列	动力
铜绿假单胞菌				

(3)观察并记录生化试验结果(表6-6-3)。

表6-6-3 铜绿假单胞菌主要生化反应结果

项目	氧化酶	O/F	吲哚	尿素	枸橼酸盐	精氨酸水解
结果						

2.结果报告 写出铜绿假单胞菌的鉴定要点。

实验考核

【操作考核】

见表 6-6-4。

表 6-6-4　铜绿假单胞菌的检验考核表

实验环节	操作要点	评价标准	得分
实验准备（10 分）	仪表着装	仪表、着装不整扣 1 分	
	物品准备	缺少 1 种扣 0.5 分	
	物品布局	工作台面凌乱、摆放顺序错误扣 1 分	
铜绿假单胞菌的鉴定（60 分）	分离培养	接种、培养操作不规范扣 2 分	
		菌落特点描述错误扣 2 分	
	形态结构观察	革兰染色不规范扣 2 分	
		染色结果判读错误扣 5 分	
		压滴法或悬滴法操作不规范扣 2 分	
		镜下找不到菌体或不能正确判断动力扣 5 分	
	生化鉴定	操作不规范或错误扣 2 分	
		结果判读错误扣 5 分	
结果与报告（20 分）	观察记录	试验现象观察记录错误或漏项扣 5 分	
	报告分析	不能正确分析并发出报告扣 5 分	
废弃物处理（5 分）	试验用玻片	未放入利器盒扣 1 分	
	试验用培养基	未放入指定位置或不处理扣 1 分	
	其他废弃物	未按要求处理扣 1 分	
结束整理（5 分）	工作台及物品	未按要求整理台面和物品扣 2 分	
	个人用品	未洗手或洗手方法错误扣 1 分；未脱防护服或防护服折叠方法错误扣 1 分	
总分：			

【学情检测】

（多项选择题）

1.能产生水溶性色素的细菌是（　　）。

A.大肠埃希菌　　B.荧光假单胞菌

C.肺炎克雷伯菌　　D.枸橼酸杆菌

E.铜绿假单胞菌

2.初步鉴定非发酵菌，主要试验包括(　　)。

A.葡萄糖氧化发酵试验　　B.氧化酶试验

C.动力试验　　D.触酶试验

E.硝酸盐还原试验

3.下列关于铜绿假单胞菌生化反应的叙述，正确的是(　　)。

A.不发酵葡萄糖　　B.氧化酶试验阳性

C.产生 H_2S　　D.枸橼酸盐利用试验阳性

E.精氨酸双水解酶试验阳性

4.某患者在进行了断肢再植手术后，手术创面出现脓性分泌物。经培养，血平板上有扁平、枫叶状带金属光泽的大菌落生长，具生姜味，有水溶性绿色色素。此菌很可能是(　　)。

A.金黄色葡萄球菌　　B.草绿色链球菌

C.嗜麦芽窄食单胞菌　　D.铜绿假单胞菌

E.大肠埃希菌

5.有关铜绿假单胞菌生物学性状的描述，正确的是(　　)。

A.单端鞭毛，运动活泼

B.氧化酶阴性，不发酵糖类

C. 4℃不生长而42℃可生长

D.临床分离菌株对多种抗菌药物不敏感

E.在含蛋白胨的肉汤培养基中产氨，使 pH 上升至8.6

实验七　结核分枝杆菌的检验

实验导入

【实验目的】

(1)掌握结核分枝杆菌的菌落特点、镜下形态和染色特性；掌握抗酸染色的原理、操作步骤和结果报告方式。

(2)能够叙述结核分枝杆菌的形态染色特点及培养特性，具备正确处理结核分枝杆菌标本的能力。

(3)具备较强的生物安全防护意识、积极开展健康教育，为最终消灭结核分枝杆菌，促进人民群众生命健康做贡献。

【学情探测】

（单项选择题）

1.在固体培养基上培养的结核杆菌菌落呈（　　）。

A.干燥颗粒状、不透明、绿色
B.干燥颗粒状、透明、乳白
C.湿润颗粒状、不透明、乳白
D.干燥颗粒状、不透明、乳白
E.湿润颗粒状、透明、乳白

2.分枝杆菌萋-尼抗酸染色阳性结果是（　　）。

A.菌体呈蓝色
B.菌体呈紫色
C.菌体呈红色
D.菌体呈绿色
E.菌体呈黄色

3.结核分枝杆菌常用的培养基是（　　）。

A.沙保弱培养基
B.改良罗氏培养基
C.庖肉培养基
D.巧克力培养基
E.亚碲酸盐培养基

4.经抗酸染色找到结核分枝杆菌报告为“++++”的细菌数量为（　　）。

A.每 100 个油镜视野 1~9 个
B.每 10 个油镜视野 1~9 个
C.每个油镜视野 10 个以上
D.每个油镜视野 1~9 个
E.每 5 个油镜视野 1~9 个

5.患者，女性，37 岁，低热盗汗，乏力纳差伴咳嗽 2 个月，拟诊断肺结核，应首选的检查是（　　）。

A.痰涂片做抗酸染色
B.痰涂片做革兰染色
C.结核菌素试验
D.痰标本做细菌培养
E.痰标本做动物接种

实验过程

【实验准备】

（1）标本：肺结核患者痰液或用卡介苗制成模拟痰液、非结核分枝杆菌（堪萨斯分枝杆菌或耻垢分枝杆菌）。

（2）培养基：改良罗氏（L-J）培养基。

（3）试剂：萋-尼抗酸染液、40 g/L NaOH 溶液、2% H_2SO_4 溶液等。

（4）其他：载玻片、玻片夹、竹签、染缸、吸水纸、显微镜、香柏油、乙醚、擦镜纸等。

【实验内容】

1.形态观察　参见“临床情景三的实验二”。

2.分离培养　二级医院一般不进行结核分枝杆菌的培养，如需培养，要严格做好生物安全防护工作。

(1)标本处理:取痰液 12 mL 于无菌试管内,加 2~4 倍量的 40 g/L NaOH 溶液或 2% H_2SO_4 溶液,室温混匀处理 30 分钟,其间震荡痰液 2~3 次,使痰液液化,待接种。

(2)接种培养:取液化后的痰液 100 μL 均匀接种到 L-J 培养基斜面上,每份标本接种 2 支培养管,将试管倾斜 15°置于 35℃二氧化碳培养箱培养 1 周后,将培养管直立,继续培养至第 8 周。

3.菌落观察　结核分枝杆菌在 L-J 培养基上的菌落:干燥、粗糙、颗粒状、乳白色或米黄色、凸起、形似花菜心。于接种后第 1 周内观察 2 次细菌生长情况,以后每周观察一次,注意菌落形态、数量、色泽和菌落出现时间等。

报告方式:若斜面生长菌落≤20 个,则应报告菌落数;若>20 个,则菌落数以"+"表示,具体为:

+:生长 20 个菌落以上,占斜面 1/4 以下。

2+:菌落生长面积占斜面 1/4 以上,1/2 以下。

3+:菌落生长面积占斜面 1/2 以上,3/4 以下。

4+:菌落密集生长成菌苔。

阴性结果必须观察 8 周,未见菌落生长方可发阴性报告。

4.鉴定　若生长速度符合结核分枝杆菌特性、菌落典型,经抗酸染色为抗酸阳性,则无需生化反应即可做出诊断。若确需做生化鉴定,则可进行糖发酵试验、触酶试验和耐热触酶试验、中性红试验、碲盐还原试验等,在此不做赘述。

【质量保证】

(1)酸碱处理标本的浓度和时间不能随意提高,否则将杀伤大多数结核分枝杆菌。

(2)标本接种于 L-J 培养基后,需反复倾斜培养管,使标本均匀分布。

(3)标本的涂片、接种、生化反应均需在生物安全柜中进行。

【废弃物处理】

(1)废弃标本、痰盒应消毒后送焚烧炉焚烧处理,所有培养物和污染物均需经高压蒸汽灭菌后丢弃或洗刷。

(2)工作台面应以 70%乙醇消毒液擦拭,再用紫外线灯照射 2 小时。

(3)接种培养物的接种环应先放入沸水中灭菌 1 分钟后,再在火焰上方烧灼,不可直接在火焰上烧灼。

【结果与报告】

1.观察、记录

(1)结核分枝杆菌在 L-J 培养基上的生长现象(表 6-7-1)。

表 6-7-1　结核分枝杆菌在 L-J 培养基上的生长现象

菌株	出现时间	形态	光滑/粗糙	颜色	数量
结核分枝杆菌					

(2)结核分枝杆菌的抗酸染色镜检结果(表 6-7-2)。

表 6-7-2　结核分枝杆菌的抗酸染色镜检结果

项目	抗酸菌		非抗酸菌/细胞	
	颜色	形态	颜色	形态
结核分枝杆菌				

2.结果报告　写出结核分枝杆菌的菌落特点、菌落抗酸染色结果。

实验考核

【操作考核】

见表 6-7-3。

表 6-7-3　结核分枝杆菌的检验考核表

实验环节	操作要点	评价标准	得分
实验准备(10 分)	仪表着装	仪表、着装不整扣 1 分	
	物品准备	缺少 1 种扣 0.5 分	
	物品布局	工作台面凌乱、摆放顺序错误扣 1 分	
结核分枝杆菌的鉴定(60 分)	分离培养	接种、培养操作不规范扣 2 分	
		菌落特征描述错误扣 2 分	
	形态结构观察	抗酸染色不规范扣 2 分	
		染色结果判读错误扣 5 分	
	生物安全防护	操作不规范或错误扣 2 分	
		结果判读错误扣 5 分	
结果与报告(20 分)	观察记录	生长现象观察、记录错误或漏项扣 5 分	
	报告分析	不能正确分析并发出报告扣 5 分	
废弃物处理(5 分)	试验用玻片	未放入沸水中消毒扣 1 分	
	试验用培养基	未放入指定位置或不处理扣 1 分	
	其他废弃物	未按要求处理扣 1 分	
结束整理(5 分)	工作台及物品	未按要求整理台面和物品扣 2 分	
	个人用品	未洗手或洗手方法错误扣 1 分;未脱防护服或防护服折叠方法错误扣 1 分	
总分:			

【学情检测】

（多项选择题）

1.关于结核分枝杆菌的描述,错误的是(　　)。

A.类脂质为细胞壁中含量最多的成分　　B.产生外毒素

C.产生内毒素　　D.耐药性低

E.一般采用革兰染色

2.改良罗氏培养基用于培养结核分枝杆菌的作用有(　　)。

A.营养作用　　B.选择作用

C.鉴别作用　　D.刺激结核分枝杆菌生长

E.利于长期培养

3.结核分枝杆菌在液体培养基中形成表面菌膜,是由于(　　)。

A.液体营养更丰富　　B.有菌毛黏附

C.鞭毛的运动　　D.专性需氧

E.细胞壁含大量脂质

4.要进行结核分枝杆菌的检验,可采集的标本有(　　)。

A.痰液　　B.尿液

C.粪便　　D.指(趾)甲

E.毛发

5.为了提高痰液标本抗酸染色的阳性检出率,可采用的方法有(　　)。

A.直接涂片法　　B.漂浮集菌法

C.沉淀集菌法　　D.活组织检查法

E.易感动物感染法

情景七 临床常见真菌的检验

情景描述

检验员小张在尿常规镜检中，发现卵圆形、折光性较强的成群芽生孢子，偶见假菌丝，疑为真菌感染。经真菌培养后，鉴定为白假丝酵母菌，于是诊断为白假丝酵母菌性尿道炎。

学前导语

真菌种类繁多，绝大多数对人体无害，少数可引起人类感染性、中毒性和过敏性疾病。真菌感染性疾病又分为浅部感染和深部感染两类，临床检验常见的真菌有皮肤癣菌、白假丝酵母菌和新型隐球菌。

实验一 皮肤癣菌的检验

实验导入

【实验目的】

(1)掌握皮肤癣菌常见菌种的鉴定要点。

(2)会制作各类癣病的镜检标本片，能独立进行常见临床标本的直接显微镜检查。

(3)具备健康的生活习惯，耐心、细心的优良品质，求真求实、必邃必专的工作作风。

【学情探测】

(单项选择题)

1.人类最常见的真菌病是(   )。

A.体癣　　B.甲癣

C.头癣　　D.手足癣

E.花斑癣

2.表皮癣菌属不能引起的癣病是(　　)。

A.毛发癣　　B.体癣

C.甲癣　　D.足癣

E.手癣

3.下列属真菌常用染色法的是(　　)。

A. HE 染色法　　B.乳酸酚棉蓝染色法

C.吉姆萨染色法　　D.抗酸染色

E. PAS 染色法

4.直接检查皮屑中是否存在真菌时,常用 KOH 溶液的浓度为(　　)。

A. 5%　　B. 8%

C. 10%　　D. 20%

E. 40%

5.毛癣菌的形态特征中,不包括(　　)。

A.大分生孢子　　B.螺旋状菌丝

C.结节状菌丝　　D.球拍状菌丝

E.宽厚荚膜

实验过程

【实验准备】

(1)标本:红色毛癣菌阳性皮屑、石膏样小孢子菌阳性头屑、絮状表皮癣菌阳性皮屑。

(2)培养基:沙保弱培养基。

(3)试剂:10%或 20%的 KOH 溶液、乳酸酚棉蓝染色液。

(4)其他:酒精灯、接种针、盖玻片、载玻片、擦镜纸等。

【实验内容】

1.直接镜检　对染色标本和不染色标本进行观察。

(1)不染色标本检查法:分别将红色毛癣菌阳性皮屑、石膏样小孢子菌阳性头屑、絮状表皮癣菌阳性皮屑放在玻片上,滴加 10%的 KOH 溶液,覆以盖玻片,等待 10 分钟左右或火焰上方微加热,使组织或角质溶解,稍稍按压玻盖片,待溶解的组织分散开,吸去周围溢液。在低倍镜下观察有无菌丝和孢子,再在高倍镜下观察菌丝及孢子的形态、大小、特征等。

(2)乳酸酚棉蓝染色法:取乳酸酚棉蓝染液一滴,滴加在清洁玻片上,将皮屑标本置于染液中,覆以盖玻片(加热或不加热)后镜检。

2.培养检查　将待检标本分别接种到沙保弱琼脂斜面,每管接种 3~4 点,3~4 天后观察红色毛癣菌、石膏样小孢子菌、絮状表皮癣菌在沙保弱培养基上的菌落特征,包括菌落大小、表面形态、菌落性质、菌落颜色、菌落边缘、菌落底部等。

3.鉴定

(1)毛发穿孔试验:将被剪成1 cm长的数根头发装入试管内,68.95 kPa 10分钟高压灭菌后,放入液体培养管中,接种待检菌后置于28℃恒温箱中培养,每周取毛发置显微镜下观察,观察至第4周。

(2)鉴定要点:红色毛癣菌菌丝有隔,可见葡萄簇状小分生孢子,也可见梨形或棒状侧生小分生孢子;菌落开始为白色,表面有短绒毛,背面为微黄色,后期可变为深红色。石膏样小孢子菌菌丝较少(球拍状或螺旋状),可见大量壁薄、梭形大分生孢子;菌落中心隆起有一小环,周围平坦,表面呈绒毛样,初为白色,逐渐变为淡黄色至橘黄色,背面为棕红色。絮状表皮癣菌可见梨形、壁薄、光滑的2~4分隔大分生孢子,无小分生孢子,可见厚膜孢子;菌落开始平坦,而后稍隆起,有不规则的沟回,表面呈粉末状、草绿色,边缘整齐。

【质量保证】

(1)阴性结果不能排除真菌感染,可疑结果应做复查或使用其他检验方法鉴定。

(2)注意与其他混合物加以区别:真菌的孢子、菌丝均有一定的形态结构,而其他混合物形态多样。

(3)注意皮肤上的致病菌与腐生菌的区别,腐生菌的菌丝、孢子为棕褐色,菌丝特别粗。

(4)注意与显微镜镜头、载玻片、盖玻片上的霉菌加以区别。

【废弃物处理】

(1)所有阳性标本、可燃性废弃物装入指定医疗垃圾袋内,送焚烧炉焚烧处理。

(2)用过的载玻片、盖玻片直接放入利器盒内,擦镜纸放入污物袋内。

(3)观察后的培养物放入指定容器内,高压灭菌后由专人统一处理。

【结果与报告】

1.观察、记录

(1)观察并记录3种常见皮肤癣菌的镜下形态(表7-1-1)。

表7-1-1　3种常见皮肤癣菌的镜下形态

菌株	孢子	菌丝
红色毛癣菌		
石膏样小孢子菌		
絮状表皮癣菌		

(2)观察并记录3种常见皮肤癣菌在沙保弱培养基上的菌落特点(表7-1-2)。

表7-1-2　3种常见皮肤癣菌在沙保弱培养基上的菌落特点

菌株	菌落特征
红色毛癣菌	
石膏样小孢子菌	
絮状表皮癣菌	

2.结果报告　写出3种常见皮肤癣菌的鉴定要点。

实验考核

【操作考核】

见表7-1-3。

表7-1-3　皮肤癣菌的检验考核表

实验环节	操作要点	评价标准	得分
实验准备（10分）	仪表着装	仪表、着装不整扣1分	
	物品准备	缺少1种扣0.5分	
	物品布局	工作台面凌乱、摆放顺序错误扣1分	
显微镜检查（20分）	不染色检查	显微镜使用不规范扣1分	
		制备涂片方法错误扣1分	
		不能找到观察物体扣5分	
	染色检查	显微镜使用不规范扣1分	
		制备涂片或染色方法错误，每项扣1分	
		不能正确区分病原菌或孢子、菌丝不明扣5分	
分离培养（20分）	培养基	选择培养基错误扣5分	
	分离培养	接种技术不规范扣1分	
		培养基未标记扣2分	
		培养方法错误扣5分	
鉴定（30分）	毛发穿孔试验	毛发未灭菌或灭菌的时间、压力错误，每项扣2分	
		未达到培养时间扣2分	
	鉴定要点	未描述鉴定要点或描述错误扣5分	
结果及报告（10分）	结果记录	记录不完整或部分错误扣2分	
	分析报告	报告不完整或错误扣2分	
废弃物的处理（5分）	标本及培养物	未消毒扣2分	
		未放入指定容器扣3分	
结束整理（5分）	工作台及物品	未按要求整理台面和物品扣2分	
	个人用品	未洗手或洗手方法错误扣1分；未脱防护服或防护服折叠方法错误扣1分	
总分：			

【学情检测】

（多项选择题）

1.浅部真菌常侵犯(　　)。

A.皮肤　　B.指甲

C.趾甲　　D.毛发

E.牙齿

2.毛癣菌的形态特点有(　　)。

A.大分生孢子　　B.螺旋状菌丝

C.结节状菌丝　　D.球拍状菌丝

E.宽厚荚膜

3.小分生菌属的形态特点有(　　)。

A.大分生孢子　　B.小分生孢子

C.梳状菌丝　　D.球拍状菌丝

E.宽厚荚膜

4.真菌的形态有(　　)。

A.单细胞　　B.多细胞

C.假菌丝　　D.二相性

E.非细胞

5.真菌常用的染色方法有(　　)。

A.革兰染色　　B.乳酸酚棉蓝染色

C.墨汁负染色　　D.吉姆萨染色

E.抗酸染色

实验二　白假丝酵母菌的检验

实验导入

【实验目的】

(1)掌握假丝酵母菌属常见菌种的培养特性及鉴定要点。

(2)会假丝酵母菌的微生物培养,能正确鉴定白假丝酵母菌和热带假丝酵母菌。

(3)具备慎独、严谨、求实的工作态度,以及良好的职业道德和为检验事业献身的精神。

【学情探测】

(单项选择题)

1.白假丝酵母菌的主要生物学特性,不包括(　　)。

A.革兰阳性　　B.类酵母型菌落

C.发酵和同化蔗糖　　D. TTC 反应为白色

E.不同化乳糖

2.芽管形成试验阳性的是(　　)。

A.热带假丝酵母菌　　B.光滑假丝酵母菌

C.白假丝酵母菌　　D.近平滑假丝酵母菌

E.克柔假丝酵母菌

3.白假丝酵母菌在科玛嘉真菌显色培养基中,菌落的颜色是(　　)。

A.蓝色　　B.绿色

C.粉红色　　D.白色

E.无色

4.热带假丝酵母菌在科玛嘉真菌显色培养基中,菌落的颜色是(　　)。

A.蓝色　　B.绿色

C.粉红色　　D.白色

E.无色

5.在玉米粉 Tween-80 琼脂上培养,可形成大量厚膜孢子的是(　　)。

A.热带假丝酵母菌　　B.荚膜组织胞浆菌

C.白假丝酵母菌　　D.卡氏肺孢菌

E.新型隐球菌

实验过程

【实验准备】

(1)菌株:白假丝酵母菌、热带假丝酵母菌。

(2)培养基:沙保弱培养基、玉米粉 Tween-80 琼脂、糖发酵和同化鉴定管、科玛嘉真菌显色培养基。

(3)试剂:革兰染色液、乳酸酚棉蓝染色液、小牛血清、氯化三苯基四氮唑(TTC)。

(4)其他:接种环、盖玻片、载玻片、小试管、恒温箱、水浴箱等。

【实验内容】

1.革兰染色镜检　取待检菌分别涂片,革兰染色镜检。观察菌体形态及染色特性,芽生孢子是否有假菌丝。

2.分离培养　将待检菌分别接种于沙保弱培养基上,置于室温(25℃左右)或37℃培养后观察其菌落特征。

3.鉴定试验

(1)芽管形成试验：取无菌小试管2支，各加入0.5 mL小牛血清，接种待检菌，充分振荡混匀数分钟后，置于37℃水浴箱培养2~3小时(不得超过4小时)，每隔1小时用接种环取出含菌血清置于载玻片上，加上盖玻片后于高倍镜下镜检，共检查3次。

(2)厚膜孢子形成试验：将待检菌分别在玉米粉Tween-80琼脂平板上划线接种，置于25℃培养，每天观察菌体形态的变化(是否有厚膜孢子形成)，连续观察3天以上。

(3)TTC反应及显色反应：将待检菌分别接种于含有TTC(0.05 g/L)的Tween-80沙保弱培养基25℃培养和科玛嘉(CHROMagar)显色培养基，37℃培养经22~48小时，观察菌落颜色。

(4)生化反应：将待检菌分别接种于葡萄糖、麦芽糖、蔗糖的糖发酵管和同化管中，25℃培养2~3天(可延长至2~4周)，观察结果。

【质量保证】

(1)脂肪微滴与出芽酵母菌容易混淆，应加以区分，以免造成假阳性结果。

(2)芽管形成试验的培养时间应控制在4小时以内，否则其他产假菌丝的酵母菌也将发芽。

(3)厚膜孢子形成试验的培养温度为25℃，若超过30℃，白假丝酵母菌将不产生厚膜孢子。

(4)白假丝酵母菌若能发酵某种糖，则一定能同化该种糖，故只需做不被发酵的糖的同化试验即可。

【废弃物处理】

(1)所有可燃性废弃物装入指定医疗垃圾袋内，送焚烧炉焚烧处理。

(2)用过的载玻片、盖玻片直接放入利器盒内，擦镜纸放入污物袋内。

(3)使用后的菌株、观察后的培养物放入指定容器内，高压灭菌后处理。

【结果与报告】

1.观察、记录

(1)2种假丝酵母菌的镜检结果(表7-2-1)。

表7-2-1 2种假丝酵母菌的镜检结果

菌株	革兰染色性	孢子	菌丝(假菌丝)
白假丝酵母菌			
热带假丝酵母菌			

(2)2种假丝酵母菌在沙保弱培养基和科玛嘉显色培养基上的生长现象(表7-2-2)。

表 7-2-2 白假丝酵母菌和热带假丝酵母菌的培养结果

菌株	生长现象
白假丝酵母菌	
热带假丝酵母菌	

(3)2 种假丝酵母菌的鉴定试验结果(表 7-2-3)。

表 7-2-3 2 种假丝酵母菌的鉴定试验结果

菌株	糖发酵			糖同化			芽管形成	厚膜孢子	TTC 反应	显色反应
	葡萄糖	麦芽糖	蔗糖	葡萄糖	麦芽糖	蔗糖				
白假丝酵母菌										
热带假丝酵母菌										

2.结果报告 写出 2 种假丝酵母菌的鉴定要点。

实验考核

【操作考核】

见表 7-2-4。

表 7-2-4 假丝酵母菌的检验考核表

实验环节	操作要点	评价标准	得分
实验准备(10 分)	仪表着装	仪表、着装不整扣 1 分	
	物品准备	缺少 1 种扣 0.5 分	
	物品布局	工作台面凌乱、摆放顺序错误扣 1 分	
显微镜检查(10 分)	染色检查	显微镜使用不规范扣 1 分	
		制备涂片或染色方法错误,每项扣 2 分	
		不能正确区分病原菌或孢子、菌丝不明扣 5 分	
分离培养(20 分)	培养基	选择培养基错误扣 5 分	
	分离培养	接种技术不规范扣 2 分	
		培养基未标记扣 2 分	
		培养方法错误扣 5 分	

续表

实验环节	操作要点	评价标准	得分
鉴定试验（40分）	芽管形成试验	涂片制备错误扣2分	
		培养时间大于4小时扣5分	
		不能找到芽生孢子扣5分	
	厚膜孢子形成试验	涂片制备错误扣2分	
		培养时间大于4小时扣5分	
		不能找到芽生孢子扣5分	
	TTC反应、显色反应	观察描述错误扣2分	
	糖发酵、糖同化试验	不能正确观察结果扣5分	
结果及报告（10分）	结果记录	记录不完整或部分错误扣2分	
	分析报告	报告不完整或错误扣2分	
废弃物的处理（5分）	标本及培养物	未消毒扣2分	
		未放入指定容器扣2分	
结束整理（5分）	工作台及物品	未按要求整理台面和物品扣2分	
	个人用品	未洗手或洗手方法错误扣1分；未脱防护服或防护服折叠方法错误扣1分	
总分：			

【学情检测】

（多项选择题）

1.有关假丝酵母菌在科玛嘉真菌显色培养基上的生长现象，正确的是（　　）。

A.白假丝酵母菌—绿色　　B.热带假丝酵母菌—蓝色

C.光滑假丝酵母菌—粉色　　D.近平滑假丝酵母菌—黄色

E.克柔假丝酵母菌—无色

2.白假丝酵母菌可引起（　　）。

A.皮肤假丝酵母菌病　　B.黏膜假丝酵母菌病

C.鹅口疮　　D.甲癣

E.霉菌性阴道炎

3.有关白假丝酵母菌的生物学特性，正确的是（　　）。

A.出芽繁殖　　B.可形成假菌丝

C.典型酵母样菌落　　D.专性厌氧

E.营养要求不高

实验三 新型隐球菌的检验

实验导入

【实验目的】

(1)掌握新型隐球菌的培养特性和鉴定要点。

(2)掌握新型隐球菌的微生物培养,能正确鉴定隐球菌。

(3)具备慎独、严谨、求实的工作态度,以及良好的职业道德和为检验事业献身的精神。

【学情探测】

(单项选择题)

1.新型隐球菌用一般的染色法难以着色,是因为有(　　)。

A.荚膜　　B.鞭毛

C.芽孢　　D.孢子

E.菌丝

2.检查新型隐球菌时,主要观察(　　)。

A.荚膜　　B.菌丝

C.芽生孢子　　D.细胞核

E.芽孢

3.有关新型隐球菌墨汁负染色后镜检的观察结果,正确的是(　　)。

A.菌丝顶端有厚膜孢子　　B.单层瓶梗,孢子呈放射状

C.单层瓶梗,孢子呈球拍状　　D.圆形菌体,有假菌丝

E.圆形菌体,周围有一宽的空白圈

4.新型隐球菌的生物学特性不包括(　　)。

A.尿素酶阳性　　B.酵母型菌落

C.黏蛋白-卡红染色,荚膜呈红色　　D.出芽方式繁殖

E.发酵乳糖

5.在鉴定新型隐球菌时,常选用的染色方法是(　　)。

A.墨汁负染色法　　B.乳酸酚棉蓝染色法

C.吉姆萨染色法　　D.抗酸染色法

E. PAS 染色法

实验过程

【实验准备】

(1)菌株:新型隐球菌。

(2)培养基:沙保弱培养基、糖发酵和同化鉴定管。

(3)试剂:革兰染色液、乳酸酚棉蓝染色液、优质墨汁。

(4)其他:接种环(或接种针)、载玻片、盖玻片、滴管、显微镜等。

【实验内容】

1.染色镜检

(1)墨汁负染色:先将优质墨汁(如印度墨汁,无颗粒或杂质)滴于载玻片上,再加入待检菌于其中,将二者混合,加盖玻片,待3分钟后镜检。

(2)革兰染色或乳酸酚棉蓝染色:取待检菌制片,经革兰染色或乳酸酚棉蓝染色,镜下观察其芽生孢子特征。

2.分离培养　将新型隐球菌接种于沙保弱培养基(接种于两个平板),分别置于室温(25℃左右)和37℃培养3~5天,观察其菌落特点。

3.鉴定试验

(1)酚氧化酶试验:新型隐球菌具有酚氧化酶,此酶与左旋多巴和枸橼酸铁反应时,能氧化O-联苯酚形成黑素,使菌落呈黑色。将新型隐球菌接种于鸟食琼脂培养基(含左旋多巴、枸橼酸铁和咖啡酸)中,经2~5天培养,观察菌落颜色变化。

(2)糖发酵及糖同化试验:将新型隐球菌分别接种于半乳糖、蔗糖、卫矛醇、棉子糖的糖发酵管和同化管中,25℃或37℃培养24小时,观察现象。

(3)脲酶分解试验:接种标本于尿素琼脂,置于25℃或37℃培养24小时,观察现象。

【质量保证】

(1)新型隐球菌37℃培养生长良好,非致病性隐球菌37℃一般不生长。

(2)少数新型隐球菌在沙保弱培养基上2~3周才可生长,故3周不生长方可报告阴性。

(3)新型隐球菌具有菌体边缘清晰、周围有透亮厚荚膜、内有反光颗粒、加KOH溶液后菌体不被破坏等特点,若待检标本无上述特点,则可能不是新型隐球菌。

【废弃物处理】

(1)所有可燃性废弃物装入指定医疗垃圾袋内,送焚烧炉焚烧处理。

(2)用过的载玻片、盖玻片直接放入利器盒内,擦镜纸放入污物袋内。

(3)使用后的菌株、观察后的培养物放入指定容器内,高压灭菌后处理。

【结果与报告】

1.观察、记录

(1)观察并记录新型隐球菌镜检结果(表7-3-1)。

表 7-3-1　新型隐球菌镜检结果

染色方法	镜检结果
墨汁负染色	
革兰染色	
乳酸酚棉蓝染色	

(2)观察并记录新型隐球菌在沙保弱培养基上的生长现象(表 7-3-2)。

表 7-3-2　新型隐球菌在沙保弱培养基上的生长现象

培养基	生长现象
沙保弱培养基	

(3)观察并记录新型隐球菌鉴定试验结果(表 7-3-3)。

表 7-3-3　新型隐球菌鉴定试验结果

菌种	糖发酵				糖同化				脲酶试验	酚氧化酶试验
	半乳糖	蔗糖	矛卫醇	棉子糖	半乳糖	蔗糖	矛卫醇	棉子糖		
新型隐球菌										

2.结果报告　写出新型隐球菌的鉴定要点。

实验考核

【操作考核】

见表 7-3-4。

表 7-3-4　新型隐球菌的检验考核表

实验环节	操作要点	评价标准	得分
实验准备(10 分)	仪表着装	仪表、着装不整扣 1 分	
	物品准备	缺少 1 种扣 0.5 分	
	物品布局	工作台面凌乱、摆放顺序错误扣 1 分	
显微镜检查(10 分)	染色检查	显微镜使用不规范扣 2 分	
		制备涂片或染色方法错误,每项扣 2 分	
		不能正确区分病原菌或孢子、菌丝不明扣 5 分	

续表

实验环节	操作要点	评价标准	得分
分离培养（20 分）	培养基	选择培养基错误扣 5 分	
	分离培养	接种技术不规范扣 2 分	
		培养基未标记扣 1 分	
		培养方法错误扣 5 分	
鉴定试验（40 分）	酚氧化酶试验	接种方法不规范扣 2 分	
		培养时间不清扣 2 分	
		不能正确描述菌落特征扣 5 分	
	脲酶分解试验	接种方法不规范扣 2 分	
		培养温度或时间不清扣 2 分	
		不能正确描述生长现象扣 5 分	
	糖发酵、同化	不能正确观察结果扣 5 分	
结果及报告（10 分）	结果记录	记录不完整或部分错误扣 2 分	
	分析报告	报告不完整或错误扣 2 分	
废弃物的处理（5 分）	标本及培养物	未消毒扣 2 分	
		未放入指定容器扣 2 分	
结束整理（5 分）	工作台及物品	未按要求整理台面和物品扣 2 分	
	个人用品	未洗手或洗手方法错误扣 1 分；未脱防护服或防护服折叠方法错误扣 1 分	
总分：			

【学情检测】

（多项选择题）

1.有关新型隐球菌的描述，正确的是(　　)。

A.又称溶组织酵母菌　　B.鸽粪中含有大量该菌

C.为致病菌　　D.在动物体内易形成荚膜

E.为内源性感染

2.新型隐球菌的检验方法有(　　)。

A.直接对标本墨汁负染色找荚膜

B.在沙保弱培养基上培养，出现黏稠、酵母型菌落

C.荚膜肿胀试验

D.动物试验

E.血涂片行瑞氏染色找菌体

情景八　抗菌药物敏感性试验与耐药性检测

情景描述

某患者在进行了右下肢截肢手术的3天后，创面出现脓性分泌物，抗生素治疗效果不佳。送分泌物细菌培养+药物敏感性试验，检验结果为：生长铜绿假单胞菌，该菌对亚胺培南敏感(S)，对头孢他啶、庆大霉素、哌拉西林、阿米卡星、环丙沙星、氨曲南均耐药(R)。临床改用亚胺培南抗菌治疗，10天后患者痊愈出院。

学前导语

抗菌药物敏感性试验(AST，以下简称"药敏试验")是指在体外测定药物抑制或杀死细菌能力的试验，其主要目的是对敏感性不能预测的临床分离菌株进行检测，有助于临床选择效果最佳的抗感染药物。目前临床常用的方法有纸片扩散法(K-B法)和稀释法，K-B法因操作简单、易于掌握、耐药，表型易于观察而得到广泛应用，而稀释法则能定量测定抗菌药物抑制或杀死该菌的最低抑菌浓度(MIC)或最低杀菌浓度(MBC)。

实验一　纸片扩散法(K-B法)

实验导入

【实验目的】

(1)熟练掌握纸片扩散法的操作方法、结果判读。

(2)能够对临床标本进行药敏试验并撰写报告。

(3)具备严谨求实、必邃必专的工作态度，大力宣传抗菌药物合理应用的益处和滥用的危害，防止"超级细菌"的滋生和蔓延。

【学情探测】

（单项选择题）

1. 0.5 麦氏标准管内含细菌浓度为(　　)。

A. 0.5 CFU/mL　　B. 1.0 CFU/mL

C. 1.5 CFU/mL　　D. 2.0 CFU/mL

E. 2.5 CFU/mL

2. K-B 法药敏试验常用的培养基是(　　)。

A.布氏琼脂　　B. M-H 琼脂

C.营养琼脂　　D. HE 琼脂

E. SS 琼脂

3.倾注 M-H 琼脂平板时，其厚度要求为(　　)。

A. 2 mm　　B. 3 mm

C. 4 mm　　D. 5 mm

E. 6 mm

4.根据 CLSI 2017 年对 MRSA 诊断的标准，K-B 法 30 μg 头孢西丁抑菌圈直径为(　　)。

A.≤19 mm　　B.≤20 mm

C.≤21 mm　　D.≤22 mm

E.≤23 mm

5.有关 K-B 法药敏试验的描述，错误的是(　　)。

A.试验中接种量可以标准化　　B.混有感染标本结果不明确

C.混有杂菌标本结果不明确　　D.用纯培养物进行药敏试验

E.在 18~24 小时可获得结果

实验过程

【实验准备】

(1)标本：金黄色葡萄球菌(ATCC 25923)、大肠埃希菌(ATCC 25922)、铜绿假单胞菌(ATCC 27853)16~18 小时血琼脂培养物。

(2)培养基与试剂：水解酪蛋白琼脂(M-H 琼脂)、无菌生理盐水、0.5 麦氏标准比浊管、抗菌药物纸片。

(3)其他：无菌棉签、纸片分配器或无菌镊子、游标卡尺或直尺、酒精灯、打火机、接种环、记号笔、培养箱等。

【实验内容】

1.菌悬液制备　从培养了 16~18 小时的非选择性培养基(如血琼脂)平板上挑取单个菌落，直接用肉汤或无菌生理盐水制成 0.5 麦氏标准浊度的菌悬液。

2.接种　菌悬液制备后 15 分钟内接种于 M-H 琼脂平板。用无菌棉签蘸取菌悬液，在试管内壁旋转挤去多余菌液，于 M-H 琼脂表面均匀涂布接种 3 次，每次旋转平板 60°，最后沿平板内缘涂抹 1 周。

3.贴抗菌药物纸片　涂布后的平板在室温下干燥 3~5 分钟，用纸片分配器或无菌镊子将抗菌药物纸片贴于琼脂表面并轻压，使纸片与琼脂表面完全接触。各纸片中心相距应大于 24 mm，纸片距平板内缘应大于 15 mm。

抗菌药物的选择参照下表（表 8-1-1）。

表 8-1-1　抗菌药物的选择

待测菌	抗菌药物
金黄色葡萄球菌 ATCC 25923	P、OX、FOX、DA、CIP、GN、SXT
大肠埃希菌 ATCC 25922	AMP、CZ、GN、AMS、CRO、CIP、IMP
铜绿假单胞菌 ATCC 27853	CAZ、GN、PRL、AK、ATM、CIP、IMP

注：P，青霉素；OX，苯唑西林；FOX，头孢西丁；DA，克林霉素；CIP，环丙沙星；GN，庆大霉素；SXT，复方新诺明；AMP，氨苄西林；CZ，头孢唑林；AMS，氨苄西林/舒巴坦；CRO，头孢曲松；IMP，亚胺培南；CAZ，头孢他啶；PRL，哌拉西林；AK，阿米卡星；ATM，氨曲南。

4.培养　将平板倒置放入 35℃培养箱（寄养菌药敏平板应置于二氧化碳培养箱），16~18 小时（厌氧菌培养 24 小时）后读取结果，葡萄球菌属和肠球菌属必须培养 24 小时以检测对苯唑西林和万古霉素的耐药性。

5.结果判断　用游标卡尺或直尺测量抑菌圈直径。先量取质控菌株的抑菌圈直径，以判断质控是否合格；然后量取试验菌株的抑菌圈直径。参照标准判读结果（见表 8-1-2），按敏感（S）、中介（I）、耐药（R）报告。

表 8-1-2　K-B 法药敏试验抑菌环直径与结果解释标准

抗菌药物	纸片含药量（μg）	抑菌圈直径（mm）		
		耐药（R）	中介（I）	敏感（S）
AK	30	≤14	15~16	≥17
GN	10	≤12	13~14	≥15
AMP（测葡萄球菌）	10	≤28	—	≥29
AMP（测肠杆菌）	10	≤11	12~13	≥14
PRL（测肠杆菌）	100	≤17	18~22	≥23
PRL（测假单胞菌）	100	≤13	14~16	≥17
OX（测葡萄球菌）	1	≤10	11~12	≥13
AMS（测葡萄球菌）	20/10	≤19	—	≥20
AMS（其他细菌）	20/10	≤13	14~17	≥18
CZ	30	≤14	15~17	≥18

续表

抗菌药物	纸片含药量(μg)	抑菌圈直径(mm)		
		耐药(R)	中介(I)	敏感(S)
CRO	30	≤13	14~20	≥21
CAZ	30	≤14	15~17	≥18
ATM	30	≤15	16~21	≥22
IMP	10	≤13	14~15	≥16
CIP	5	29~37	22~30	25~33
VA	30	—	—	≥15
DA	2	≤14	15~20	≥21
SXT	1.25/23.75	≤10	11~15	≥16
P(测葡萄球菌)	10 U	≤28	—	≥29
FOX(金葡菌)	1	≤21	—	≥22

注:VA,万古霉素。

6.质量控制　标准菌株的抑菌圈应落在表 8-1-3 所示的预期值范围内。如果超出该范围,应视为失控而不发报告,须及时查找原因,予以纠正。

表 8-1-3　质控标准菌株的抑菌圈预期值范围

抗菌药物	纸片含药量(μg)	抑菌圈直径(mm)		
		大肠埃希菌 ATCC 25922	金黄色葡萄球菌 ATCC 25923	铜绿假单胞菌 ATCC 27853
AK	30	19~26	20~26	18~26
GN	10	19~26	19~27	17~23
P	10 U	—	26~37	—
FOX	30	23~29	23~29	—
AMP	10	15~22	27~35	—
AMS	10/10	19~24	29~37	—
PRL	100	24~30	—	25~33
CZ	30	21~27	29~35	—
CRO	30	29~35	22~28	17~23
CAZ	30	25~32	16~20	22~29
ATM	30	28~36	—	23~29
IMP	10	26~32	—	20~28

续表

抗菌药物	纸片含药量(μg)	抑菌圈直径(mm)		
		大肠埃希菌 ATCC 25922	金黄色葡萄球菌 ATCC 25923	铜绿假单胞菌 ATCC 27853
CIP	5	29~37	22~30	25~33
VA	30	—	17~21	—
DA	2	—	24~30	—
SXT	1.25/23.75	23~29	24~32	—

【质量保证】

(1)每次试验均应采用质控菌株进行质量控制。

(2)培养基的酸碱度与平板厚度、菌液浓度要适宜,否则将对试验结果造成影响。

(3)抗菌药物纸片要在-20℃的冰箱中存放,使用前先将储存容器移至室温平衡1~2小时。

(4)抗菌药物纸片贴放要均匀,一旦接触琼脂表面,就不能再移动。

(5)抑菌环的测量要仔细、精确。某些细菌的抑菌圈在判读时有特殊要求,应参照CLSI要求。

【废弃物处理】

(1)用过的注射器针头直接放入利器盒内(切勿用手拔或回帽),利器盒达到3/4满后即封口,由专职人员回收,送定点处理部门处理。

(2)用过的消毒棉签应放入指定消毒杯中,消毒后放入医疗垃圾回收袋中,定期焚烧处理。

【结果与报告】

1.观察、记录

(1)金黄色葡萄球菌药敏试验抑菌环直径(表8-1-4)。

表8-1-4　金黄色葡萄球菌药敏试验抑菌环直径

菌株	抑菌圈直径(mm)						
	P	VA	FOX	DA	CIP	GN	SXT
金黄色葡萄球菌 ATCC 25923							
临床分离金黄色葡萄球菌							

(2)大肠埃希菌药敏试验抑菌环直径(表8-1-5)。

表 8-1-5　大肠埃希菌药敏试验抑菌环直径

菌株	抑菌圈直径(mm)						
	AMP	AMS	CZ	CRO	IMP	GN	CIP
大肠埃希菌 ATCC 25922							
临床分离大肠埃希菌							

(3)铜绿假单胞菌药敏试验抑菌环直径(表 8-1-6)。

表 8-1-6　铜绿假单胞菌药敏试验抑菌环直径

菌株	抑菌圈直径(mm)						
	PRL	CAZ	ATM	IMP	GN	AK	CIP
铜绿假单胞菌 ATCC 27853							
临床分离铜绿假单胞菌							

2.结果报告　待检菌__________对__________药物__________(敏感、耐药或中介)。

实验考核

【操作考核】

见表 8-1-7。

表 8-1-7　纸片扩散法考核表

实验环节	操作要点	评价标准	得分
实验准备(10 分)	仪表着装	仪表、着装不整扣 1 分	
	物品准备	缺少 1 种扣 0.5 分	
	物品布局	工作台面凌乱、摆放顺序错误扣 1 分	
编号(2 分)	选择平板并正确编号(标本号)	未标记或标记错误扣 1 分	
配制菌悬液(10 分)	观察菌落	未观察菌落扣 1 分	
	挑取单个菌落,用无菌盐水制成 0.5 麦氏标准浊度的菌悬液	违反无菌操作;接种环使用不规范、灭菌不当;未与标准管进行比较;菌落选择不当;接种环未冷却取菌;浊度不准确,每项扣 1 分	

续表

实验环节	操作要点	评价标准	得分
接种 （20 分）	用无菌棉拭蘸取菌悬液，在试管内壁旋转挤去多余菌液，于 M-H 琼脂表面均匀涂布接种 3 次，每次旋转平板 60°，最后沿平板内缘涂抹 1 周	未注意无菌操作扣 1 分	
		没有在试管内壁旋转挤去多余菌液扣 2 分	
		涂布次数不够扣 2 分	
		最后没有沿平板内缘涂抹 1 周扣 5 分	
贴抗菌药物纸片 （20 分）	涂布后的平板在室温下干燥 3~5 分钟，用纸片分配器或无菌镊子将抗菌药物纸片贴于琼脂表面并轻压，使纸片与琼脂表面完全接触。各纸片中心相距应大于 24 mm，纸片距平板内缘应大于 15 mm	未干燥或干燥时间错误扣 2 分	
		未注意无菌操作扣 2 分	
		抗菌药物选择错误扣 5 分	
		纸片与平板黏合不牢固脱落扣 5 分	
		纸片间相距距离错误扣 2 分	
孵育培养 （10 分）	35℃培养 18~24 小时	未观察温度或温度错误扣 2 分	
		平板放置方向错误或叠放数量超过 2 个扣 2 分	
		培养时间过长或过短扣 2 分	
结果及报告 （18 分）	结果记录	记录不完整或部分错误扣 2 分；无单位扣 2 分	
	分析报告	报告不完整或错误扣 10 分	
废弃物处理 （5 分）	细菌培养物	未放入指定位置或不处理扣 1 分	
	废液	未倒入污物桶或未消毒扣 1 分	
	其他废弃物	未按要求处理扣 1 分	
结束整理 （5 分）	工作台及物品	未按要求整理台面和物品扣 2 分	
	个人用品	未洗手或洗手方法错误扣 1 分；未脱防护服或防护服折叠方法错误扣 1 分	
总分：			

【学情检测】

（多项选择题）

1. K-B 法药敏试验时，临床常用质控菌株包括(　　)。

A. ATCC 25922　　B. ATCC 25923

C. ATCC 27853　　D. ATCC 29213

E. ATCC 29212

2.与β-内酰胺类抗菌药物联用能增加其抗菌活性的是(　　)。

A.亚胺培南　　B.甲氧西林

C.克拉维酸　　D.他唑巴坦

E.舒巴坦

3.有关K-B法药敏试验的操作,正确的是(　　)。

A.培养温度为35℃

B.可多个平板叠放

C.制备的平板从冰箱中取出即可使用

D.接种细菌后在室温放置片刻,再贴纸片

E.细菌在药敏培养基开始生长后,再贴纸片,可使抑菌圈变大

4. K-B法药敏试验的影响因素,包括(　　)。

A.培养基的质量　　B.抗菌药物纸片的含药量

C.接种菌悬液的浓度　　D.测量工具

E.培养温度

5. K-B法药敏试验中,对纸片的要求是(　　)。

A.两种纸片中心的距离≥24 mm　　B.纸片中心距平板边缘的距离>15 mm

C.接种细菌后应室温放置片刻再贴纸片　　D.纸片之间的距离对实验结果无影响

E.纸片的直径对实验结果无影响

实验二　稀　释　法

实验导入

【实验目的】

(1)掌握稀释法的原理、操作方法;熟悉稀释法的质量控制方法。

(2)能独立完成临床标本分离菌株的稀释法药敏试验并做出报告。

(3)具备严谨求实、必邃必专的工作态度,大力宣传抗菌药物合理应用的益处和滥用的危害,防止"超级细菌"的滋生和蔓延。

【学情探测】

(单项选择题)

1.能抑制细菌生长的最低药物浓度的英文缩写是(　　)。

A. MBC　　B. SPA

C. MIC　　D. AIDS

E. LPS

2.稀释法药敏试验常用的培养基是(　　)。

A.布氏琼脂　　B. M-H 琼脂

C.营养琼脂　　D. HE 琼脂

E. SS 琼脂

3.琼脂稀释法药敏试验的结果判定标准是(　　)。

A.以无菌落生长的最低药物浓度为该药对测试菌的 MIC

B.以无菌落生长的最低药物浓度为该药对测试菌的 MBC

C. 80%的细菌生长受到抑制的药物浓度为该菌对测试菌的 MIC

D. 80%的细菌生长受到抑制的药物浓度为该菌对测试菌的 MBC

E.以上均是错误的

4.有关稀释法药敏试验的描述,错误的是(　　)。

A.培养基的 pH、渗透压、电解质对 MIC 和 MBC 结果均有影响

B.抗菌药物可以使用标准粉剂,也可以使用口服药物

C.实验结果应在 12~18 小时内观察

D.培养时间过长,被抑制的细菌可重新开始生长

E.每次实验均应使用标准菌株做平行试验

5.肉汤稀释法药敏试验过程中,稀释后的菌液应在(　　)内接种。

A. 30 分钟　　B. 1 小时

C. 2 小时　　D. 5 分钟

E. 15 分钟

实验过程

【实验准备】

(1)菌株:金黄色葡萄球菌 ATCC 29213、大肠埃希菌 ATCC 25922、铜绿假单胞菌 ATCC 27853、粪肠球菌 ATCC 29212。

(2)培养基与试剂:水解酪蛋白琼脂(M-H 琼脂)、M-H 肉汤、无菌生理盐水、蒸馏水、0.1 mol/L磷酸盐缓冲液(pH 6.0),0.5 麦氏标准比浊管、抗菌药物。

(3)其他:试管、吸头、接种环、微量加样器、振荡器、内径为 90mm 的无菌培养皿、多点接种器。

【实验内容】

1.琼脂稀释法

(1)抗菌药物原液的配制:根据药物性能,配制各种抗菌药物原液的溶剂和稀释剂,选择蒸馏水和 0.1 mol/L 磷酸盐缓冲液(pH 6.0)。一般原液浓度不低于 1 000 μg/mL 或最高测试浓

度的 10 倍。肉汤稀释法常用的原液浓度为 1 280 μg/mL，琼脂稀释法常用的原液浓度为 5 120 μg/mL。琼脂和肉汤稀释法常用抗菌药物容积稀释法如表 8-2-1 所示。

表 8-2-1　琼脂和肉汤稀释法常用抗菌药物容积稀释法

药物浓度（μg/mL）	取药液量（mL）	加稀释剂量（mL）	药物稀释浓度（μg/mL）	琼脂或肉汤中最终含药浓度*（μg/mL）
5 120（原液）	1	0	5 120	512
5 120	1	1	2 560	256
5 120	1	3	1 280	128
1 280	1	1	640	64
1 280	1	3	320	32
1 280	1	7	160	16
160	1	1	80	8
160	1	3	40	4
160	1	7	20	2
20	1	1	10	1
20	1	7	2.5	0.25
2.5	1	1	1.25	0.125
2.5	1	3	0.625	0.062 5
2.5	1	7	0.312	0.031 2

注：*药物：琼脂（或肉汤）= 1：9。

（2）含药琼脂制备：①按上表所示稀释抗菌药物。②分别取 2 mL 加入对应的已做好标记、内径为 90 mm 的无菌培养皿内。③再取溶化后且已在 50℃ 水浴中平衡半小时的 M-H 琼脂 18 mL加入平板内，边加边轻摇平板，使药物和培养基充分混匀，置室温凝固备用。

（3）菌液制备：从培养了 18~24 小时的非选择性培养基（如血琼脂）平板上挑取单个菌落，直接用无菌盐水制成 0.5 麦氏标准浊度的菌悬液。取 100 μL 菌液与 900 μL 无菌生理盐水混匀，使 0.5 麦氏标准浊度菌悬液稀释 10 倍。

（4）接种：以多点接种器吸取 1~2 μL 稀释后的菌液接种于琼脂表面，菌液须在 15 分钟内接种完毕，使平板接种的细菌量为每点 1×10^4 CFU。

（5）培养：待接种点菌液干后，平板置于 35℃ 培养 16~20 小时，特殊药物需要 24 小时。奈瑟菌属、链球菌属细菌置于 5%CO_2 环境中，幽门螺杆菌置于微需氧环境中培养。

（6）结果判断：将平板置于暗色、无反光表面上观察，以完全抑制菌落生长的药物稀释度为终点浓度。单一菌落生长可忽略不计。

2. 肉汤稀释法

（1）抗菌药物稀释：取 26 支试管排成两排，每排 13 支。另取 3 支试管，分别标记上“肉汤对照”“测试菌生长对照”和“质控菌生长对照”。用 M-H 肉汤稀释抗菌药物原液至待测最高浓度，操作可按表 8-2-1 所示的稀释方法进行。除每排第 1 管外，每试管加 M-H 肉汤 2 mL。每排的第 1、2 管分别加入 2 mL 抗菌药物稀释液，依次倍比稀释至 13 管，最后从第 13 管中吸取 2 mL弃去。各管中抗菌药物的终点浓度数值依次为 128、64、32、16、8、4、2、1、0.5、0.25、0.12、0.06和0.03（单位均为 μg/mL）。

（2）测试菌和质控标准菌的准备：均用 3~5 mL 生理盐水校正菌液浓度至 0.5 麦氏比浊标准，再用 M-H 肉汤 1∶10 稀释，使含菌量达到 1×10^7 CFU/mL。稀释菌液 15 分钟内接种完毕。

（3）加样：用微量加样器取 0.1 mL 稀释菌液，由低药物浓度向高药物浓度加入两排试管中，其最终细菌接种量为 5×10^5 CFU/mL。

（4）结果判断：35℃培养 24 小时后测试菌（或标准菌）不出现肉眼可见生长的最低药物浓度为该药对测试菌（或标准菌）的 MIC。

【质量保证】

（1）培养基、接种菌量、蛋白质结合率、抗菌药物的配制、结果观察的时间等因素均能影响本试验的结果。每次试验时，均应采用质控菌株进行质量控制。

（2）液体稀释法不适用于磺胺药或甲氧苄啶等抑菌剂的药敏试验，因为敏感株在被抑制前可繁殖数代，从而导致结果的终点不清，而应用琼脂稀释法可获得满意的结果。

（3）每批或每次试验时应根据测试菌种类，分别选用金黄色葡萄球菌 ATCC 29213、大肠埃希菌 ATCC 25922、粪肠球菌 ATCC 29212 和铜绿假单胞菌 ATCC 27853 等标准菌株在同一实验条件下测定。如测试结果超过或低于预期值范围 1 个稀释度时不应作为最终结果的报告，须检查误差原因，并重复测定。

【废弃物处理】

（1）用过的装有菌悬液的试管放在试管架上，用过的琼脂平板放在高压容器中，送高压蒸汽灭菌室灭菌处理。

（2）用过的吸头放指定消毒杯中，消毒后洗刷备用（或放入医疗垃圾袋中，定期焚烧处理）。

【结果与报告】

1.观察、记录　药敏试验稀释法结果（表 8-2-2）。

表 8-2-2　药敏试验稀释法结果

管号	1	2	3	4	5	6	7	8	9	10	11	12	13	对照
测试菌或质控菌														
最终药物浓度（μg/mL）														
结果（生长或抑制）														

2.结果报告　抗菌药物对____________菌的 MIC 为____________。

实验考核

【操作考核】

见表 8-2-3。

表 8-2-3　药敏试验稀释法考核表

实验环节	操作要点	评价标准	得分
实验准备（10 分）	仪表着装	仪表、着装不整扣 1 分	
	物品准备	缺少 1 种扣 0.5 分	
	物品布局	工作台面凌乱、摆放顺序错误扣 1 分	
琼脂稀释法（35 分）	药物配制	药物浓度错误、稀释剂错误、稀释方法不规范扣 3~5 分	
	含药琼脂的制备	药物加入量不准确、琼脂温度过高，扣 5~10 分；培养基选用错误扣 10 分	
	接种、培养	接种菌量不足、培养时间短扣 1~3 分；未接种标准菌株扣 2 分	
肉汤稀释法（35 分）	药物稀释	药物稀释方法不当扣 2 分；未设置阴性对照、阳性对照、质控对照扣 2~6 分	
	接种菌液的制备	菌悬液浓度错误、稀释剂选用错误扣 1~5 分	
	接种、孵育	接种时间长扣 2 分；接种方法不规范、孵育时间不足或过长扣 1~2 分；未设置阴性对照、阳性对照、质控对照扣 2~6 分	
结果与报告（10 分）	观察记录	观察不认真、不仔细，出现错误扣 5 分	
	分析报告	结果报告不规范、错误，未签名及未填写日期，未认真审核报告，扣 1~5 分	
废弃物处理（5 分）	细菌培养物	未放到指定位置或不处理扣 1 分	
	废液及污染器材	需消毒器材未消毒灭菌处理扣 2 分	
	一次性利器	利器未放入利器盒扣 1~2 分	
结束整理（5 分）	工作台及物品	未按要求整理台面和物品扣 2 分	
	个人用品	未洗手或洗手方法错误扣 1 分；未脱防护服或防护服折叠方法错误扣 1 分	
总分：			

【学情检测】

（多项选择题）

1.肉汤稀释法药敏试验用的抗菌药物，不能使用（　　）。

A.标准针剂　　B.一般药片

C.标准粉剂　　D.冷冻备用液

E.冷藏备用液

2.对于肉汤稀释法药敏试验，正确的描述是（　　）。

A.培养基的pH、渗透压、电解质对MIC和MBC结果均有影响

B.抗菌药物可以使用标准粉剂，也可以使用口服药物

C.每次试验均应使用标准菌株做平行试验

D.培养时间过长，被抑制的细菌可重新开始生长

E.实验结果应在12~18小时内观察

实验三　细菌耐药性检测

实验导入

【实验目的】

（1）熟悉β-内酰胺酶试验、超光谱β-内酰胺酶试验的原理和临床意义。

（2）能独立判断β-内酰胺酶试验、超光谱β-内酰胺酶试验的结果。

（3）具备检测耐药菌株、指导临床合理使用抗菌药物的素质，积极宣传耐药菌株产生的危害。

【学情探测】

（单项选择题）

1.耐甲氧西林金黄色葡萄球菌的英文缩写是（　　）。

A. MRSA　　B. MRS

C. VRE　　D. PRSP

E. ESBL

2.用于检测细菌是否产β-内酰胺酶的试剂是（　　）。

A.杆菌肽纸片　　B.头孢硝噻吩纸片

C.奥普脱欣纸片　　D.头孢他啶纸片

E.新生霉素纸片

3. CLSI规定，临床检出（　　）菌需常规检测其是否产ESBL 。

A.金黄色葡萄球　　B.痢疾志贺
C.伤寒沙门　　D.铜绿假单胞
E.大肠埃希

4.初筛细菌是否产 ESBL,常用的药敏纸片不包括(　　)纸片。
A.氨曲南　　B.头孢噻肟
C.头孢噻吩　　D.头孢他啶
E.头孢曲松

5.高水平氨基糖苷类耐药肠球菌的检测,常用(　　)。
A.红霉素纸片(15 μg)　　B.克林霉素纸片(2 μg)
C.庆大霉素纸片(120 μg)　　D.头孢西丁纸片(30 μg)
E.苯唑西林琼脂

实验过程

【实验准备】

(1)菌株:肺炎克雷伯菌 ATCC 700603、大肠埃希菌 ATCC 25922,临床分离的肺炎克雷伯菌和大肠埃希菌。

(2)培养基:水解酪蛋白(M-H)琼脂。

(3)试剂:头孢硝噻吩纸片、头孢他啶纸片(30 μg)、头孢他啶/克拉维酸纸片(30 μg/100 μg)、头孢噻肟纸片(30 μg)、头孢噻肟/克拉维酸纸片(30 μg/100 μg)。

(4)其他:无菌生理盐水、无菌蒸馏水、无菌棉拭子、试管、吸头、接种环等。

【实验内容】

1. β-内酰胺酶试验

(1)取头孢硝噻吩纸片 1 片,用 1 滴无菌蒸馏水浸润。

(2)对于革兰阳性球菌,直接用无菌竹签挑取培养了 16~24 小时的菌落涂抹于头孢硝噻吩纸片上;对于革兰阴性杆菌则提取细菌裂解液涂抹于头孢硝噻吩纸片上,8~10 分钟后观察结果。

结果判定:纸片由黄色变为红色为阳性,表示该细菌产 β-内酰胺酶。

2.超光谱 β-内酰胺酶(ESBL)试验

(1)ESBL 初筛试验:挑取待检菌或 β-内酰胺酶阳性细菌,用无菌生理盐水制备成 0.5 麦氏标准浊度菌悬液,用无菌棉拭子蘸取菌悬液均匀涂布于 M-H 平板上。5 分钟后,贴头孢他啶、头孢噻肟纸片(也可贴氨曲南、头孢曲松、头孢泊肟纸片),置于 35℃培养 18~24 小时。

结果判定:抑菌环头孢噻肟≤27 mm,头孢他啶≤22 mm,即提示产生 ESBL。

(2)ESBL 确证试验:上述初筛阳性的细菌,按标准 K-B 法药敏试验涂布于 M-H 平板上。待平板稍干后,分别贴上头孢他啶(30 μg)纸片与头孢他啶/克拉维酸(30 μg/100 μg)纸片、头孢噻肟(30 μg)纸片与头孢噻肟/克拉维酸纸片(30 μg/100 μg)两组药敏纸片,置于 35℃培养 18~24 小时。

结果判定：两组中任意一组药物之间的抑菌环直径之差≥5 mm，即判定该菌产生 ESBL。

【质量保证】

详见 K-B 法药敏试验。

【废弃物的处理】

(1) 使用过的装有菌悬液的试管放在试管架上，送高压蒸汽灭菌室灭菌处理。

(2) 使用过的消毒棉签放入指定消毒杯中，消毒后放入医疗垃圾袋中，定期焚烧处理。

(3) 观察结果后的培养物放入高压用容器中，送高压蒸汽灭菌室灭菌处理。

【结果与报告】

1. 观察、记录

(1) β-内酰胺酶试验结果（表 8-3-1）。

表 8-3-1　β-内酰胺酶试验结果

纸片颜色	测试菌	质控菌
头孢硝噻吩纸片颜色		

(2) ESBL 试验结果包括初筛试验结果（表 8-3-2）和确证试验结果（表 8-3-3）。

表 8-3-2　ESBL 初筛试验结果

纸片直径	测试菌	质控菌
头孢他啶抑菌环直径(mm)		
头孢噻肟抑菌环直径(mm)		

表 8-3-3　ESBL 确证试验结果

纸片抑菌环直径	测试菌	质控菌
头孢他啶纸片抑菌环直径(mm)		
头孢他啶/克拉维酸纸片抑菌环直径(mm)		
头孢噻肟纸片抑菌环直径(mm)		
头孢噻肟/克拉维酸纸片抑菌环直径(mm)		

2. 结果报告

(1) 肺炎克雷伯菌 β-内酰胺酶结果报告。

(2) 大肠埃希菌 β-内酰胺酶结果报告。

(3) 肺炎克雷伯菌 ESBL 试验结果报告。

(4) 大肠埃希菌 ESBL 试验结果报告。

实验考核

【操作考核】

参照 K-B 法药敏试验执行。

【学情检测】

(多项选择题)

1.产 ESBL 的大肠埃希菌,不应报告敏感的药物是(　　)。

A.青霉素　　B.头孢噻肟

C.氨曲南　　D.头孢他啶

E.亚胺培南

2. ESBL 试验检测的对象包括(　　)。

A.大肠埃希菌　　B.奇异变形杆菌

C.阴沟肠杆菌　　D.肺炎克雷伯菌

E.产酸克雷伯菌

3. β-内酰胺酶的测定方法有(　　)。

A.细菌活性消失法　　B.淀粉-碘测定法

C.酸测定法　　D.头孢硝噻吩法

E.纸片扩散法

4.常规检测 β-内酰胺酶的细菌包括(　　)。

A.淋病奈瑟菌　　B.流感嗜血杆菌

C.肠球菌　　D.肠杆菌科

E.葡萄球菌

模块三 临床技能指导

人文素养

党的二十大报告提出“我们要以科学的态度对待科学、以真理的精神追求真理”。通过实验数据记录、处理和分析，培养学生的科学思维能力，激发学生的发散思维和创造性思维。学习应用临床微生物检验知识，做好医学实验室质量管理，以达到提高检测效率、精密度和实验室工作可靠度的目的；提升科学素养，培养严谨求实的科学精神和认真负责的工作态度；提升职业素养，在学习中逐渐领悟与他人团结协作的重要性，培养职业认同感。

情景九 医院感染监测

情景描述

近期，某医院外科病房出现多个手术切口化脓性感染的患者，取脓汁进行细菌培养，生长产水溶性绿脓色素、有生姜气味的光滑型菌落，鉴定为铜绿假单胞菌，确定为医院感染。

学前导语

医院感染是指患者在住院期间获得的感染，大多为机会致病菌感染。医院感染监测是检验人员的任务之一，如何查找医院感染的源头？从哪些方面入手？学习了本情景的内容，你就会得到答案。

实验一　临床常用消毒灭菌的方法

实验导入

【实验目的】

(1)掌握常用物理、化学消毒灭菌法的原理和实际应用。

(2)学会常用物理、化学消毒灭菌法的操作技能。

(3)树立严格的无菌操作观念，培养严谨认真的工作态度、求真求实的工作作风、团结协作的集体意识、乐于奉献的职业素养。

【学情探测】

(单项选择题)

1.关于紫外线杀菌的描述，错误的是(　　)。

A.紫外线的杀菌作用与波长有关

B.紫外线损坏细胞的 DNA 构型

C.紫外线的穿透力弱,所以对人体无损害

D.紫外线适用于空气或物体表面的消毒

E.一般用低压水银蒸汽灯做紫外线杀菌处理

2.杀灭芽孢最常用、最有效的方法是(　　)。

A.紫外线照射　　B.煮沸5分钟

C.巴氏消毒法　　D.流通蒸汽灭菌法

E.高压蒸汽灭菌法

3.乙醇消毒最适宜的浓度是(　　)。

A. 100%　　B. 95%

C. 70%　　D. 50%

E. 30%

4.用高压蒸汽灭菌器进行灭菌时,所需的条件是(　　)。

A. 100.3℃,15~30分钟,103.4 kPa/cm^2　　B. 121.3℃,15~20分钟,103.4 kPa/cm^2

C. 160℃,2小时,103.4 kPa/cm^2　　D. 221.3℃,15~20分钟,103.4 kPa/cm^2

E. 100℃,1小时,103.4 kPa/cm^2

实验过程

一、物理消毒灭菌法:第二课堂(实地参观学习实验准备工作)

【实验准备】

(1)高压蒸汽灭菌器、干烤箱、紫外线灯、煮沸消毒容器。

(2)待灭菌物品。

【实验内容】

1.高压蒸汽灭菌法　适用于耐高温、耐潮湿的物品。

(1)将锅内加水至规定刻度,然后放入待灭菌物品,盖紧锅盖。

(2)打开放气阀,接通电源开始加热,待器内冷空气放尽后,关闭放气阀。

(3)继续加热直至压力表达到103.4 kPa,温度达到121.3℃时,开始计时,维持15~20分钟即可达到灭菌目的。

(4)灭菌完毕后关闭电源,待压力缓缓下降至指针指向"0"时,打开放气阀,开盖取出灭菌物品。

2.干烤灭菌法　适用于耐热物品。

(1)将待灭菌物品包装后放入干烤箱内,关闭箱门,接通电源,打开鼓风机使温度均匀。

(2)当温度升至100℃时关闭鼓风机,使温度继续升至160℃,维持2小时,关闭电源。

(3)待箱内温度降到40℃以下时,方可打开箱门取物。

3.煮沸消毒法　将待消毒物品放入100℃水浴锅内煮5分钟,待温度降到40℃以下时,取出备用。

4.紫外线消毒法　适用于空气及物体表面。

(1)将房间及物体表面擦拭干净后,打开紫外线灯,关闭房门。紫外线照射60分钟后,关闭紫外线灯。

(2)消毒结束30分钟后,方可进入房间工作。

【质量保证】

(1)紫外线消毒时,光源与待消毒物品之间的距离应在1 m以内。

(2)由于紫外线可以破坏人体细胞的DNA,所以实验操作者不能长时间暴露在紫外光源下,避免造成皮肤和黏膜的损伤。

(3)其他:详见情景一中的实验二。

二、化学消毒灭菌法:第二课堂(实地参观学习实验准备工作)

【实验准备】

消毒剂、待消毒物品等。

【实验内容】

(1)去除待消毒物品表面的污物,避免环境中有机物的拮抗作用。

(2)用无菌棉签擦拭待消毒物品表面或将待消毒物品浸泡于消毒液中。

(3)消毒完毕后,根据消毒剂的种类做相应中和处理。若为乙醇擦干即可,若为其他有腐蚀性的消毒剂则需用清水擦拭或洗涤剂去除。

【质量保证】

(1)消毒前应充分清除消毒物品表面的污物。

(2)根据消毒物品的污染程度,合理选择消毒剂的种类及浓度。

实验考核

【学情检测】

(多项选择题)

1.有关高压蒸汽灭菌器使用方法的描述,正确的是(　　)。

A.使用前要检查灭菌器各功能阀是否正常

B.灭菌物品之间留出一定空间

C. 121.3℃时,维持15~20分钟即可达到灭菌目的

D.灭菌完毕即可打开放气阀

E.冷空气排出后关闭放气阀

2.有关干烤箱使用的描述,错误的是(　　)。

A.干烤箱工作时,鼓风机应处于开启状态

B.干烤时,温度应维持在180℃

C.温度降到40℃以下才能打开箱门

D.干烤时,温度应维持在160℃

E.干烤时间一般为2小时

3.有关紫外线消毒的描述,正确的是(　　)。

A.波长为255~266 nm时,杀菌效果最强　B.人不能长时间处于紫外线照射下

C.消毒结束30分钟后,即可进入　D.消毒结束后,即可进入

E.消毒30~60分钟,即可达到目的

4.影响化学消毒剂消毒效果的因素有(　　)。

A.消毒剂的种类　B.微生物的种类

C.微生物的数量　D.温度

E.被消毒物质的酸碱度

5.煮沸消毒过程中,加入20 g/L的碳酸钠可杀死微生物的(　　)。

A.繁殖体　B.休眠体

C.芽孢　D.孢子

E.菌丝

实验二　消毒灭菌效果检测

实验导入

【实验目的】

(1)掌握高压蒸汽灭菌器灭菌效果的监测方法及结果评价;熟练掌握消毒剂消毒效果检查方法。

(2)能对高压蒸汽灭菌器、临床常用消毒剂的消毒灭菌效果进行正确监测。

(3)树立严格的无菌操作观念,培养严谨认真的工作态度、求真求实的工作作风、团结协作的集体意识、乐于奉献的职业素养。

【学情探测】

(单项选择题)

1.监测高压蒸汽灭菌器灭菌的效果,生物监测法中所用培养基为(　　)。

A.布氏肉汤　B.营养肉汤

C.溴甲酚紫蛋白胨水　D.葡萄糖蛋白胨水

E.卡-布培养基

2.监测高压蒸汽灭菌器灭菌的效果,生物监测法中所用指示菌为(　　)。

A.枯草杆菌　　B.嗜热脂肪芽孢杆菌
C.枯草杆菌黑色变种　　D.大肠埃希菌
E.金黄色葡萄球菌

3. MBC 指的是(　　)。

A.最低杀菌浓度　　B.最低抑菌浓度
C.磷酸盐缓冲液　　D.巴比妥缓冲液
E.聚茴脑磺酸钠

4.有关消毒剂消毒效果试验的描述,错误的是(　　)。

A.使用标准菌株即可　　B.使用适于细菌生长的培养基
C.使用合理的微生物负荷　　D.严格的无菌操作
E.设立阴性、阳性对照试验

5. PBS 缓冲液指的是(　　)。

A.碳酸盐缓冲液　　B. Tris 缓冲液
C.磷酸盐缓冲液　　D.巴比妥缓冲液
E.聚茴脑磺酸钠

实验过程

一、高压蒸汽灭菌器灭菌效果评价

【实验准备】

(1)培养基:溴甲酚紫葡萄糖蛋白胨水。

(2)试剂:化学指示卡(管)、化学指示带、嗜热脂肪芽孢杆菌纸片。

(3)器材:高压蒸汽灭菌器、恒温培养箱、接种环、酒精灯等。

【实验内容】

1.化学监测法

(1)化学指示剂监测法:将化学指示卡(管)放入每一个待灭菌物品包的中央,灭菌后取出化学指示卡(管),根据颜色和性状的变化判断是否达到灭菌效果。使用灭菌物品时,打开包装观察化学指示卡(管)的变色情况。如果化学指示卡(管)达到标准色块要求,则物品灭菌合格。

(2)化学指示带监测法:将化学指示带粘贴于每一个待灭菌物品包外,灭菌后观察其颜色的变化。该方法只能用于判断物品是否经过灭菌处理,不能用于判断灭菌是否合格。领取灭菌物品包时,化学指示带变成黑色表示此包装经过灭菌处理。

2.生物监测法

(1)将两个嗜热脂肪芽孢杆菌纸片分别装入灭菌小纸袋内,置于标准监测包(BD 包)中心部位。

（2）经一个灭菌周期后，无菌操作取出指示菌片并接种于溴甲酚紫葡萄糖蛋白胨水培养基内，置于56℃培养24小时，初步观察结果，连续培养7天观察培养基颜色变化。同时设阴性和阳性对照。

（3）结果观察：阳性对照有细菌生长，阴性对照无细菌生长。溴甲酚紫葡萄糖蛋白胨水培养基变黄表示有细菌生长，灭菌不合格。溴甲酚紫葡萄糖蛋白胨水培养基为紫色表示无细菌生长，灭菌合格。

【质量保证】

（1）化学指示卡（管）、指示带、菌片必须经国家卫生行政主管部门批准方能使用，并须在有效期内使用。指示卡（管）应印有标准色块作为参照物，避免人为判断错误。

（2）勿将化学指示卡与金属物品和玻璃直接接触，以免被冷凝水浸湿，影响变色。

（3）生物检测法培养温度为55~56℃，若温度不适，细菌生长不良，则影响结果判断。

【废弃物处理】

阳性对照管需高压灭菌后处理，阴性对照管可直接处理。

【结果与报告】

1.观察、记录

（1）记录化学指示剂监测法试验结果（表9-2-1）。

表9-2-1　化学指示剂监测法试验结果

化学指示卡（管）灭菌前颜色	化学指示卡（管）灭菌后颜色

（2）记录化学指示带监测法试验结果（表9-2-2）。

表9-2-2　化学指示带监测法试验结果

化学指示带灭菌前颜色	化学指示带灭菌后颜色

（3）记录生物监测法试验结果（表9-2-3）。

表9-2-3　生物监测法试验结果

葡萄糖蛋白胨水灭菌前颜色	葡萄糖蛋白胨水灭菌后颜色

2.结果报告　经56℃、48小时培养，＿＿＿＿＿＿管生长细菌，＿＿＿＿＿＿管无细菌生长，监测结果＿＿＿＿＿＿（合格，不合格）。

二、化学消毒剂的消毒效果检测

【实验准备】

(1)常用菌株:金黄色葡萄球菌 ATCC 25923、大肠埃希菌 ATCC 25922、铜绿假单胞菌 ATCC 27853、枯草杆菌黑色变种 ATCC 9372、白假丝酵母菌 ATCC 10231,实验时根据需要任选取一种。

(2)培养基:营养肉汤和营养琼脂、真菌用沙氏培养基、胰蛋白胨大豆琼脂培养基等。

(3)其他:磷酸盐缓冲液(PBS)、消毒剂、无菌试管、吸管、接种环、酒精灯、生物安全柜、培养箱等。

【实验内容】

(1)取 10 支试管,每支加入无菌蒸馏水 2.5 mL,20℃水浴,将消毒剂做倍比稀释,最后一支不含消毒剂。

(2)每管加入用 0.03 mol/L PBS 配制的菌液 2.5 mL,使最终含菌浓度为 10^6 CFU/ mL。

(3)加菌 5、10、15、30、60 分钟后,从每管各取出 0.5 mL 加入含中和剂的 4.5 mL 营养肉汤内,摇匀后置于 35℃培养 24 小时,观察细菌生长情况,无菌生长者继续培养 7 天。

(4)以无菌生长管消毒液的最低浓度为最低杀菌浓度(MBC);以无菌生长管的最短消毒时间为该浓度杀菌的最快有效时间。

【质量保证】

(1)要使用国家规定的标准菌株,选用适宜试验细菌生长的培养基和温度进行复苏培养。

(2)应用适合的中和剂去除残留的消毒剂,试验设阴性、阳性对照。

(3)用合理的生物负荷,如细菌量约 10^6 CFU/mL。

(4)严格无菌操作,防止杂菌污染。

【废弃物处理】

(1)使用过的吸量管经高压灭菌后,洗刷干烤处理。

(2)菌悬液、有细菌生长试管经高压灭菌后,洗刷干烤处理;无细菌生长试管直接洗刷干烤处理。

【结果与报告】

1.观察、记录　消毒剂在不同作用时间、不同浓度下对细菌生长情况的影响(表 9-2-4)。

表 9-2-4　消毒剂在不同作用时间、不同浓度下对细菌生长情况的影响

管号		1	2	3	4	5	6	7	8	9	10(对照)
消毒剂浓度											
作用时间	5 分钟										
	10 分钟										
	15 分钟										

续表

管号		1	2	3	4	5	6	7	8	9	10(对照)
作用时间	30 分钟										
	60 分钟										

2.结果报告

(1)报告最低杀菌浓度(MBC)。

(2)报告最快杀菌有效时间及浓度。

实验考核

【操作考核】

见表 9-2-5。

表 9-2-5　消毒灭菌效果检测考核表

实验环节	操作要点	评价标准	得分
实验准备(10 分)	仪表着装	仪表、着装不整扣 1 分	
	物品准备(高压锅、化学消毒剂、检测消毒灭菌效果的材料)	缺少 1 种扣 0.5 分	
	物品布局	工作台面凌乱、摆放顺序错误扣 1 分	
操作过程(70 分)	化学检测法消毒效果检测	未使用标准菌株扣 20 分	
		稀释比例不准确扣 10 分	
		菌悬液浓度错误扣 5 分	
		培养温度和时间错误扣 5 分	
		未设阴阳性对照扣 5 分	
		无菌操作不规范扣 5 分	
	生物监测法灭菌效果检测	嗜热脂肪芽孢杆菌纸片放置位置错误扣 5 分	
		标准检测包不标准扣 10 分	
		培养箱温度不是 56℃扣 5 分	
		培养时间不足扣 5 分	
		未标记菌片放置位置扣 5 分	
		无菌操作不规范扣 5 分	

续表

实验环节	操作要点	评价标准	得分
结果与报告 （10 分）	观察记录	观察结果记录不翔实或错误扣 2 分	
	结果报告	结果分析报告错误扣 10 分	
废弃物处理 （5 分）	所用培养物	未按要求处理扣 2 分	
	所用玻璃器材	未按要求处理扣 2 分	
结束整理 （5 分）	工作台及物品	未按要求整理台面和物品扣 2 分	
	个人用品	未洗手或洗手方法错误扣 1 分；未脱防护服或防护服折叠方法错误扣 1 分	
总分：			

【学情检测】

（多项选择题）

1.有关化学消毒剂的杀菌机制，正确的是（　　）。

A.酚类、醇类等可使菌体蛋白质变性凝固

B.某些氧化剂、金属盐类可干扰细菌的酶系统

C.表面活性剂、脂溶剂可损伤细菌细胞膜

D.烷化剂可使细菌蛋白质、核酸烷基化

E.酸碱类可损伤细菌细胞壁和细胞膜

2.关于低温保存细菌的描述，正确的是（　　）。

A.温度必须迅速降低，否则可促使细菌死亡

B.加入甘油、血清、牛奶等保护剂，可降低细菌死亡率

C.反复多次冻融细菌，可造成大部分细菌死亡

D.冷冻干燥法保存细菌，可避免解冻时对细菌的损伤

E.保存菌种的最好方法是冷冻真空干燥法

3.有关高压蒸汽灭菌器灭菌效果检测的描述，正确的是（　　）。

A.指示菌为嗜热脂肪芽孢杆菌的芽孢

B.培养基中的指示剂为溴甲酚紫

C.指示菌应放到 BD 包的中心

D. 37℃培养 2 天观察结果

E.培养基颜色变黄为不合格

实验三　空气污染及消毒效果检测(自然沉降法)

实验导入

【实验目的】

(1)掌握计算菌落总数的方法和空气污染的细菌学判定指标。

(2)能正确取材、培养、判读结果、填写报告。

(3)树立严格的无菌操作观念,培养严谨认真的工作态度、求真求实的工作作风、团结协作的集体意识、乐于奉献的职业素养。

【学情探测】

(单项选择题)

1.监测医院空气中的细菌数,采样方法中最简单、最常用的是(　　)。

A.自然沉降法　　B.过滤阻留法

C.惯性撞击法　　D.液体法

E.倾注培养法

2.有关医院感染的叙述,错误的是(　　)。

A.是指人们在医院接受诊断、治疗期间发生的感染

B.病原体常具有耐药性

C.主要由病原微生物引起

D.病原体主要来自于医院内

E.病原体可以是细菌、真菌或病毒

3.普通手术室消毒后,空气的卫生学标准是(　　)。

A.≤5 CFU/m^3　　B.≤10 CFU/m^3

C.≤200 CFU/m^3　　D.≤20 CFU/m^3

E.不能检出细菌

4.空气污染及消毒效果评价中,小于30 m^2 的房间,放置培养基的数量为(　　)。

A. 5 块　　B. 4 块

C. 3 块　　D. 2 块

E. 1 块

5.医院感染监控对象中,空气监测的重点科室不包括(　　)。

A.手术室　　B.新生儿室

C.产房　　D.烧伤病房

E.急诊室

实验过程

【实验准备】

(1)培养基:直径为 90 mm 的普通琼脂平板及血琼脂平板。

(2)器材:恒温培养箱、记号笔等。

【实验内容】

1.采样时间　选择室内消毒处理后、进行医疗活动之前采样。

2.采样位置　与地面垂直高度为 0.8~1.5 m,距离墙 1 m 处。

3.布点方法　室内面积<30 m^2 时,在房间一条对角线上的内、中、外处取 3 点采样,即中心一点,内外各取一点。室内面积≥30 m^2 时,设东、南、西、北 4 角和中央共 5 点采样,东、南、西、北点距墙 1 m。

4.采样方法　将平板培养基皿盖打开,并将皿盖向下扣放,暴露 5 分钟,标记时间、地点、位置及采样时的环境条件(如温度、湿度等),盖好平板,置于 35℃ 恒温箱培养 24~48 小时,计算菌落数。

5.计算细菌总数　记录每个琼脂平板上的菌落数,按奥梅梁斯基氏计算法计算空气中的细菌总数,即在面积 A 为 100 cm^2 的培养基表面,5 分钟沉降下来的细菌数相当于 10 L 空气中所含的细菌数。计算公式为:

$$\text{细菌数}(CFU/m^3)=N\times\frac{100}{A}\times\frac{5}{T}\times\frac{1\ 000}{10}=\frac{50\ 000N}{AT}$$

公式中,N=平均菌落数(CFU);A=平板面积(cm^2);T=平板暴露于空气中的时间(min)。

6.结果判定　参照下表(表 9-3-1~表 9-3-3)。

表 9-3-1　环境空气、物体表面、医护人员手细菌菌落总数卫生标准

<table>
<tr><th rowspan="2">环境类别</th><th rowspan="2">范围</th><th colspan="2">空气平均菌落数</th><th rowspan="2">物体表面平均菌落数(CFU/cm^2)</th><th rowspan="2">医护人员手平均菌落数(CFU/cm^2)</th><th rowspan="2">特殊菌的检查</th></tr>
<tr><th>平板平均菌落数(CFU)</th><th>自然沉降法(CFU/m^3)</th></tr>
<tr><td rowspan="2">Ⅰ类</td><td>层流洁净手术室</td><td>符合 GB 50333 要求</td><td rowspan="2">≤10</td><td>≤5.0</td><td>≤5.0</td><td rowspan="2">不得检出 A、B、C、D</td></tr>
<tr><td>层流洁净病房</td><td>≤4.0(30 分钟)</td><td>≤5.0</td><td>≤5.0</td></tr>
<tr><td>Ⅱ类</td><td>普通手术室、产房、婴儿室、早产室、普通保护性隔离室、供应室无菌区、烧伤病房、重症监护病房</td><td>≤4.0(15 分钟)</td><td>≤200</td><td>≤5.0</td><td>≤5.0</td><td>不得检出 A、B、C、D、E</td></tr>
</table>

续表

环境类别	范围	空气平均菌落数		物体表面平均菌落数（CFU/cm²）	医护人员手平均菌落数（CFU/cm²）	特殊菌的检查
		平板平均菌落数（CFU）	自然沉降法（CFU/m³）			
Ⅲ类	儿科病房、妇产科检查室、注射室、换药室、治疗室、供应室清洁区、急诊室、化验室、各类普通病房和房间	≤4.0（5分钟）	≤500	≤10.0	≤10.0	不得检出A、B、D、E
Ⅳ类	传染病科及病房	≤4.0（5分钟）	—	≤15.0	≤15.0	不得检出A、B

注：A，金黄色葡萄球菌；B，大肠埃希菌；C，铜绿假单胞菌；D，溶血性链球菌；E，母婴室、早产儿室、婴儿室、新生儿室及儿科病房的物体表面、医护人员手上不得检出沙门菌；F，Ⅰ、Ⅱ、Ⅲ类区域空气监测中不得检出金黄色葡萄球菌和溶血性链球菌。

表 9-3-2　医院传染病科及病房的静态和动态空气细菌总数要求

环境类别	范围	区域	静态空气细菌总数（CFU/cm²）	动态空气细菌总数（CFU/cm²）
Ⅳ类	传染病科及病房	清洁区	≤750	≤1 500
		半污染区	≤1 000	≤2 000
		污染区	≤1 250	≤2 500

表 9-3-3　细菌总数评价空气的卫生标准

清洁程度	细菌总数（CFU/m³）
最清洁的空气（有空调）	1～2
清洁空气	<30
普通空气	31～125
临界环境	126～150
轻度污染	<300
严重污染	>301

【质量保证】

（1）空气消毒后的整个检测过程必须严格按无菌操作规程进行，防止操作过程中微生物的再污染影响检验结果。

（2）采样前，关好门窗，在无人走动的情况下，静置10分钟后进行采样。

（3）采样时平板距离地面的垂直高度为0.8～1.5 m。

(4)采样后必须尽快对样品进行检测,送检时间不得超过 6 小时,若样品保存于 0~4℃ 条件,则送检时间不得超过 24 小时。

【废弃物处理】

使用后的琼脂平板和血平板放入指定容器内,高压灭菌后处理。

【结果与报告】

1.观察、记录　空气中菌落总数监测结果(表 9-3-4)。

表 9-3-4　空气中菌落总数监测结果

平板位置	东	西	南	北	中
暴露时间(min)					
平板面积(cm^2)					
每平板的 CFU					
平均每平板的 CFU					
自然沉降法(CFU/m^3)					
评价					

2.结果报告　地点____________,时间____________,自然沉降法检测空气菌落总数为____________ CFU/m^3,提示该处的空气卫生质量____________________。

实验考核

【操作考核】

见表 9-3-5。

表 9-3-5　空气污染及消毒效果检测考核表

实验环节	操作要点	评价标准	得分
实验准备(10 分)	仪表着装	仪表、着装不整扣 1 分	
	物品准备	缺少 1 种扣 0.5 分	
	物品布局	工作台面凌乱、摆放顺序错误扣 1 分	
采样(30 分)	采样时间是否恰当	不恰当扣 5 分	
	采样高度与距离是否恰当	不恰当扣 5 分	
	培养基布点是否恰当	不恰当扣 5 分	
	门窗是否关闭	未关闭扣 5 分	
	关闭门窗后静置 10 分钟采样	未静止 10 分钟扣 5 分	

续表

实验环节	操作要点	评价标准	得分
采样 （30 分）	戴口罩、不要随意走动	未戴口罩、走动各扣 5 分	
	平板暴露时间	过长或过短扣 10 分	
标记 （10 分）	标记是否符合要求	不符合要求扣 5 分	
培养 （20 分）	正确培养	平板放置错误扣 5 分	
		培养时间过长或过短扣 5 分	
结果与报告 （20 分）	记录、计算	原始数据记录错误扣 5 分	
		计算错误扣 5 分	
	分析报告	单位错误扣 5 分	
		未评判卫生质量扣 5 分	
废弃物处理 （5 分）	细菌培养物	未放到指定位置或不处理扣 1 分	
	废液及污染器材	需消毒器材未消毒灭菌处理扣 2 分	
	一次性利器	利器未放入利器盒扣 1~2 分	
结束整理 （5 分）	工作台及物品	未按要求整理台面和物品扣 2 分	
	个人用品	未洗手或洗手方法错误扣 1 分；未脱防护服或防护服折叠方法错误扣 1 分	
总分：			

【学情检测】

（多项选择题）

1. 自然沉降法监测医院空气中的细菌总数，正确的是（　　）。

A. 用直径为 90 mm 的普通营养平板培养基

B. 在消毒后、医疗活动前进行检测

C. 根据房间面积布点

D. 与地面垂直高度为 80~150 cm 处

E. 暴露时间为 5 分钟

2. 医院各类环境中，空气细菌总数的卫生标准是（　　）。

A. Ⅰ类：≤10 CFU/m^3　　B. Ⅱ类：≤200 CFU/m^3

C. Ⅲ类：≤500 CFU/m^3　　D. Ⅳ类：≤1 000 CFU/m^3

E. Ⅴ类：>1 500 CFU/m^3

实验四　物体表面与手消毒效果检测

实验导入

【实验目的】

(1)掌握测定物体与手指皮肤表面细菌总数的方法、结果判断及其临床意义。

(2)能熟练对物体与手表面进行取材、检测、接种培养和报告。

(3)具备不弄虚作假、严谨求实的精神,展示医者仁心的大爱胸怀。

【学情探测】

(单项选择题)

1.物体与手表面卫生检测中,放入无菌采样棉拭子的试管,振荡的次数或时间不少于(　　)。

A. 100 次　　B. 80 次

C. 50 次　　D. 30 秒

E. 1 分钟

2.医护人员手卫生检测的采样应在(　　)内完成。

A. 1 小时　　B. 2 小时

C. 3 小时　　D. 4 小时

E. 5 小时

3.产房、婴儿室、烧伤病房可以检出的细菌是(　　)。

A.表皮葡萄球菌　　B.大肠埃希菌

C.铜绿假单胞菌　　D.溶血性链球菌

E.沙门菌

4.根据清洁程度不同,通常把医院环境分为(　　)。

A. 2 类　　B. 6 类

C. 3 类　　D. 4 类

E. 5 类

5.洗手效果的评价标准中,“优”指的是(　　)。

A.细菌清除率≥80%　　B.细菌清除率≥85%

C.细菌清除率≥60%　　D.细菌清除率≥50%

E.细菌清除率≥90%

实验过程

【实验准备】

(1)培养基:普通琼脂培养基。

(2)器材与试剂:无菌棉拭子、无菌洗脱液(无菌生理盐水)、无菌剪刀、采样板、无菌吸管、恒温培养箱、玻片、光学显微镜、接种环、酒精灯等。

【实验内容】

1.物体表面消毒效果检测

(1)采样时间:消毒处理后4小时内进行采样。

(2)采样面积:采样表面<100 cm^2,取全部表面;采样表面≥100 cm^2,取100 cm^2。

(3)采样方法:根据消毒物品的不同,采样有以下三种方法。①大型物体采样:将5 cm×5 cm的标准灭菌采样板,放在待检物体表面,用浸有含相应中和剂的无菌洗脱液(常用含0.5%硫代硫酸钠+0.1%吐温80的PBS)或无菌生理盐水采样液的棉拭子1支,在规格板内上下、左右往返各涂抹5次,并随之转动棉拭子,连续采样4个规格板面积,剪去手接触部分的棉杆,将棉拭子放入10 mL含相应中和剂的采样液试管内立即送检。②不规则或小型物体采样:用棉拭子浸入无菌生理盐水,在管壁挤去水分,然后涂抹物体表面,将手接触部分的棉杆剪掉,然后将棉拭子放回无菌生理盐水试管。③器械腔道内采样:用无菌生理盐水反复冲洗取样。

(4)检测方法:细菌总数检测:将采样管在混匀器上振荡20秒或用力振荡80次,用无菌吸管吸取1 mL待检样品接种于灭菌平板,每一样本接种2个平板,平板内加入已溶化冷却至45~50℃的营养琼脂15~18 mL,边倾注边摇匀,待琼脂凝固,置于35±1℃恒温箱培养48小时,最后计算菌落总数,公式为:

$$物体表面细菌菌落总数(CFU/cm^2)=\frac{平板上平均菌落数\times稀释倍数}{采样面积(cm^2)}$$

小型物体表面的结果计算,用CFU/件表示。

结果判定:参照表9-3-1。

致病菌检测:金黄色葡萄球菌、大肠埃希菌、铜绿假单胞菌、沙门菌检测(细菌鉴定方法参见情景六)。

2.手消毒效果检测

(1)采样时间:医务人员洗手后,接触患者及医疗活动前采样;洗手前和洗手后各采样一份。

(2)采样方法:被检者五指并拢,将浸有无菌生理盐水采样液的棉拭子在双手指掌面从指根到指端来回涂擦各两次(一只手涂擦面积为30 cm^2),并随之转动采样棉拭子,剪去手接触部位,将棉拭子放入装有10 mL采样液的试管内立即送检。采样面积按平方厘米计算。

(3)检测方法:细菌总数检测同“物体表面消毒效果检测”,菌落总数的计算公式为:

$$细菌菌落总数(CFU/cm^2)=\frac{平板上平均菌落数\times稀释倍数}{30\ cm^2\times2}$$

结果判定：参照表 9-3-1。

致病菌检测：金黄色葡萄球菌、大肠埃希菌、铜绿假单胞菌、沙门菌检测（细菌鉴定方法参见情景六）。

【质量保证】

（1）采样时，标本要有一定的数量且具有代表性才能反映真实污染情况，得出的污染率才准确，有些物体需采几份标本。

（2）医疗活动频繁或手经常触摸的部位为重点采样部位。

（3）采样时，棉拭子处于湿润（干湿度适宜）状态，禁止使用干棉拭子采样。

（4）对化学杀菌因子消毒效果的检测，采样液应为含中和剂的洗脱液。若对非化学因子消毒效果进行评价，则不必加中和剂。

（5）样本应及时检测，室温下存放不得超过 2 小时；4℃冰箱存放不得超过 4 小时。

【废弃物处理】

（1）采样液收集后，经高压蒸汽灭菌后做相应处理。

（2）培养后的琼脂平板经高压灭菌后做相应处理。

【结果与报告】

1.观察、记录

（1）物体表面消毒效果检测记录（表 9-4-1）。

表 9-4-1　物体表面消毒效果检测记录

平板平均菌落数（CFU）	采样液稀释倍数	采样面积（cm^2）	物体表面细菌菌落总数（CFU/ cm^2）

（2）手消毒效果检测记录（表 9-4-2）。

表 9-4-2　手消毒效果检测记录

项目	采样稀释倍数	面积（cm^2）	洗手前	洗手后
平板平均菌落数（CFU）				
细菌菌落总数（CFU/cm^2）				
细菌消除率①				
洗手效果②评价				

注：①细菌消除率＝（洗手前菌数－洗手后菌数）÷洗手前菌数×100%。②洗手效果：优，细菌消除率≥80%；良，细菌消除率≥70%；可，细菌消除率≥60%。

2.结果报告

（1）物体表面消毒效果＿＿＿＿＿＿＿达到合格；医务人员手消毒后＿＿＿＿＿＿达到合格。

(2)手皮肤表面涂布法结果:洗手前为________ CFU/cm^2,洗手后为________CFU/cm^2,细菌消除率为____________。

实验考核

【操作考核】

见表 9-4-3。

表 9-4-3　物体表面与手消毒效果检测考核表

实验环节	操作要点	评价标准	得分
实验准备(10 分)	仪表着装	仪表、着装不整扣 1 分	
	物品准备	缺少 1 种扣 0.5 分	
	物品布局	工作台面凌乱、摆放顺序错误扣 1 分	
采样(30 分)	采样时间是否恰当	不恰当扣 5 分	
	采样面积是否恰当	不恰当扣 5 分	
	采样部位是否恰当	不恰当扣 5 分	
	采样管震荡时间及次数	过短或过少扣 5 分	
	营养琼脂倾注前温度	过高扣 5 分	
	无菌操作	操作不规范扣 5 分	
标记(10 分)	标记是否符合要求	不符合要求扣 5 分	
培养(20 分)	正确培养	平板放置错误扣 5 分	
		培养时间过长或过短扣 5 分	
计算与报告(20 分)	记录、计算	原始数据记录错误扣 5 分	
		计算错误扣 5 分	
	规范报告	单位不正确扣 5 分	
		未评判卫生质量扣 5 分	
废弃物处理(5 分)	细菌培养物	未放到指定位置或不处理扣 1 分	
	废液及污染器材	需消毒器材未消毒灭菌处理扣 2 分	
	一次性利器	利器未放入利器盒扣 1~2 分	
结束整理(5 分)	工作台及物品	未按要求整理台面和物品扣 2 分	
	个人用品	未洗手或洗手方法错误扣 1 分;未脱防护服或防护服折叠方法错误扣 1 分	
总分:			

【学情检测】

（多项选择题）

1.有关手皮肤表面涂布细菌计数采样的叙述，正确的是(　　)。

A.一只手的面积为 30 cm^2

B.用浸有无菌生理盐水的棉签来回涂擦 10 次

C.涂擦后棉签放入 10 mL 灭菌生理盐水的采样管内送检

D.剪去手接触部分棉棒

E.手指皮肤直接涂布培养基表面

2.医院各类环境医护人员手细菌总数卫生标准是(　　)。

A. Ⅰ类：≤5 CFU/cm^2

B. Ⅱ类：≤5 CFU/cm^2

C. Ⅲ类：≤10 CFU/cm^2

D. Ⅳ类：≤15 CFU/cm^2

E. Ⅴ类：>15 CFU/cm^2

3.医院Ⅱ类环境中，空气、手及物表不能检出的细菌有(　　)。

A.金黄色葡萄球菌

B.大肠埃希菌

C.铜绿假单胞菌

D.溶血性链球菌

E.表皮葡萄球菌

情景十 临床常见标本的细菌学检验

情景描述

检验人员在临床微生物实验室处理的各种临床标本，以血标本、尿标本、痰液标本和粪便标本居多。检验人员收到标本后，会及时对标本进行分离培养，找出病原菌并对其进行药敏试验，继而填写细菌学检验报告单。

学前导语

感染性疾病患者的身体内存在着一定种类和数量的病原菌，这些病原菌可以存在于血液、体液及人体的分泌物和排泄物中，通过系统、科学的方法可以找到这些病原菌，同时在体外可预测这些病原菌对不同抗菌药物的敏感性，以指导临床医生合理选用抗菌药物。那么，如何对各种标本进行细菌学检验呢？让我们一起来学习吧！

实验一　血液标本的细菌学检验

实验导入

【实验目的】

(1)掌握血液标本细菌学检验程序、检验方法及结果报告。

(2)学会血液标本中常见致病菌的检验方法及鉴定要点。

(3)培养高度的责任感、爱岗敬业的事业心，以及关心、爱护患者的人文关怀精神。

【学情探测】

(单项选择题)

1.在急性肺炎患者的血液中分离出一株细菌，血平板上菌落呈灰白色、α-溶血、扁平较小，革兰染色为 G^+ 双球菌、矛头状、平坦面相对，触酶试验(-)，杆菌肽试验(-)，Optochin 试验

(+),胆汁溶菌试验(+),6.5%的 NaCl 肉汤生长试验(-),此菌最可能是(　　)。

A.肠球菌　　B. D 群链球菌

C.肺炎链球菌　　D. A 群链球菌

E. B 群链球菌

2.在血液标本的细菌检验中,一般培养基(增菌液)与血液标本的比例为(　　)。

A. 2∶1　　B. 4∶1

C. 5∶1　　D. 10∶1

E. 20∶1

3.临床血液标本采集后,首先应该做的处理是(　　)。

A.分离培养　　B.增菌培养

C.转种血平板　　D.离心沉淀

E.做直接药敏试验

4.下列细菌中,一般不进入血液,而导致菌血症或败血症的是(　　)。

A.志贺菌　　B.伤寒沙门菌

C.大肠埃希菌　　D.布鲁氏菌

E.金黄色葡萄球菌

实验过程

【实验准备】

(1)标本:菌血症或败血症患者的血液。

(2)培养基:厌氧及需氧血培养瓶(或增菌肉汤)、血平板、巧克力平板、麦康凯/中国蓝/伊红-亚甲蓝琼脂平板、M-H 平板、微量生化管或细菌鉴定板等。

(3)试剂:革兰染色液、无菌生理盐水、0.5 麦氏标准比浊管、香柏油、乙醚、各种生化试剂、药敏纸片等。

(4)器材:玻片、无菌试管、无菌棉签、游标卡尺、小镊子、光学显微镜、接种环(或接种针)、酒精灯、生物安全柜、自动化血培养仪、35℃培养箱、CO_2 恒温培养箱等。

【实验内容】

1.增菌培养　无菌采集患者血液 16~20 mL,分别接种于厌氧及需氧血培养瓶(每瓶 8~10 mL)(或增菌肉汤)中,置于自动化血培养仪(或 35℃培养箱)中增菌培养。

2.涂片镜检　对于疑有细菌生长的血标本培养物,进行涂片革兰染色镜检,记录实验结果,并将所见结果及时报告临床医师。

3.药敏试验直接法　用注射器无菌吸取适量增菌液涂布于 M-H 平板或含 5%绵羊血的 M-H平板(视菌种而定),根据涂片镜检结果选择适当药敏纸片做药敏试验,记录实验结果,并将药敏结果在 6~8 小时内报告临床医师。

4.细菌分离培养　根据涂片染色镜检结果,选择合适的培养基转种分离细菌,血液阳性标本一般选用血平板、巧克力平板和麦康凯平板分离细菌，置于35℃培养箱培养18~24小时，观察细菌生长现象，描述菌落特征。

5.细菌鉴定及最终药敏试验　分离培养得到菌落后，进行革兰染色镜检，根据形态学结果选用合适的生物化学试验（参见附录四）对细菌进行鉴定，必要时做血清学试验，同时做药敏试验。

6.分析结果及发送报告　综合分析检验结果，填写微生物检验报告单。

【质量保证】

(1)应在抗菌药物使用前采集血液标本，如果患者已服用抗菌药物，进行血液培养时可在培养基中加入药物的相应拮抗剂。

(2)仔细观察血液标本增菌培养物的生长现象，判定是否有细菌生长。对增菌培养阳性标本，应及时进行正确处理，如涂片染色、药敏试验直接法、细菌分离培养等。

(3)注意鉴别致病菌和污染菌，常见的污染菌有凝固酶阴性葡萄球菌、棒状杆菌、芽孢杆菌、丙酸杆菌等，若单份培养瓶中出现上述细菌生长，则可能为污染，若反复多次检出上述细菌，则提示有临床意义。

(4)M-H平板的质量、抗菌药敏纸片、菌悬液的浓度、培养条件、操作技术、抑菌环测量工具等均能影响K-B法药敏试验的结果，应严格按照最新版CLSI标准操作执行。

(5)严格无菌操作，注意生物安全，特别注意实验过程中的自我保护，防止感染。

【废弃物处理】

(1)血培养瓶、分离细菌用培养基、菌悬液等经高压灭菌后，集中处理。

(2)微量生化鉴定管、一次性玻片等直接放入利器盒内，经高压蒸汽灭菌后，由专人定期处理。

(3)用过的棉签、棉球、纱布、纸片放入污物桶，并定时焚烧处理。

【结果与报告】

1.观察、记录

(1)观察并记录血液标本增菌培养结果（表10-1-1）。

表10-1-1　血液标本增菌培养结果

增菌培养生长现象描述	增菌培养液涂片染色镜检结果

(2)观察并记录菌落特征与形态检查结果（表10-1-2）。

表10-1-2　菌落特征与形态检查结果

培养基种类	菌落特征	菌落涂片染色结果
血平板		
巧克力平板		
麦康凯平板		

(3)观察并记录药敏试验直接法结果(表 10-1-3)。

表 10-1-3　药敏试验直接法结果

药物名称	抑菌环直径(mm)	敏感程度(结果)		
		敏感(S)	中介(I)	耐药(R)

(4)观察并记录细菌鉴定试验结果(表 10-1-4)。

表 10-1-4　细菌鉴定试验结果

生物化学试验		血清学试验(必要时)	
生化试验名称	试验结果	试验名称	试验结果

(5)观察并记录最终药敏试验结果(表 10-1-5)。

表 10-1-5　最终药敏试验结果

药物名称	抑菌环直径(mm)	敏感程度(结果)		
		敏感(S)	中介(I)	耐药(R)

2.结果报告　综合分析检验结果,正确填写微生物检验报告单(参见附录五)。

实验考核

【操作考核】

见表 10-1-6。

表 10-1-6　血液标本的细菌学检验考核表

实验环节	操作要点	评价标准	得分
实验准备（10 分）	仪表着装	仪表、着装不整扣 1 分	
	物品准备	试剂、培养基、材料缺少 1 种扣 1 分	
	物品布局	工作台面凌乱、摆放顺序错误扣 1 分	
增菌（5 分）	接种血培养瓶	操作方法不当扣 1~2 分	
	细菌生长现象观察	未及时观察或观察有误扣 1~3 分	
增菌瓶处理（15 分）	涂片、染色、镜检及初步报告	涂片、染色操作不当，染色不佳，镜下判断错误，初步报告不及时或报告错误等扣 1~3 分	
	药敏试验直接法、报告	未立即做药敏试验直接法扣 2 分；未争取在 4~6 小时发出初步报告扣 1~3 分	
分离培养（10 分）	细菌分离培养	培养基选择、分离划线接种或培养过程操作不当，菌落分离效果不佳等，扣 1~6 分	
	菌落形态观察	观察方法不当、不仔细，菌落形态特征观察、描述有误等，扣 1~2 分	
	涂片、染色、镜检	染色操作过程不当，染色效果不佳，细菌判断有误等，扣 1~3 分	
细菌鉴定（15 分）	特征性生化试验	未正确选择特征生化试验，生化试验操作过程不当，生化结果判断方法不当，结果判断有误等，扣 1~4 分	
	生化鉴定	未正确选择生化试验，生化鉴定系统及生化试验操作过程不当，生化结果判断方法不当，结果观察、判断有误等，扣 1~9 分	
	血清学鉴定	选择不当和操作过程错误，观察结果有误等，扣 1~4 分	

续表

实验环节	操作要点	评价标准	得分
药敏试验（10 分）	细菌悬液制备	挑选菌落、菌液浊度不合要求扣 1 分	
	药敏纸片和培养基选择	药敏纸片、培养基选择不当扣 1~2 分	
	接种、贴药敏纸片及培养	接种、贴药敏纸片和培育过程操作不当等扣 1~4 分	
	结果判断	结果判断标准不清、结果判断不准扣 1~3 分	
结果与报告（25 分）	结果	原始数据记录错误或不完整扣 2~5 分	
		鉴定结果错误扣 12 分	
		药敏结果错误扣 8 分	
	规范报告	未写检验项目、方法，结果报告不规范、错误，未签名及未填写日期，未认真审核报告等，扣 1~5 分	
废弃物处理（5 分）	细菌培养物	未放入指定位置或不处理扣 1 分	
	废液	未倒入污物桶或未消毒扣 1 分	
	其他废弃物	未按要求处理扣 1 分	
结束整理（5 分）	工作台及物品	未按要求整理台面和物品扣 2 分	
	个人用品	未洗手或洗手方法错误扣 1 分；未脱防护服或防护服折叠方法错误扣 1 分	
总分：			

【学情检测】

（多项选择题）

1.血液增菌培养液中提示有葡萄球菌生长的现象为(　　)。

A.均匀混浊　　B.表面有菌膜

C.上面澄清，下面有沉淀　　D.自动化血液培养仪报警

E.出现胶冻状凝固现象

2.临床血液标本的细菌学检验，应做的处理为(　　)。

A.直接染色检菌　　B.增菌培养

C.转种血平板　　D.离心沉淀

E.做直接药敏试验

3.当血培养瓶中有肉眼可见的细菌生长现象时，应做的处理为(　　)。

A.涂片染色镜检　　B.药敏试验直接法

C.选择适宜的培养基分离培养
D.继续增菌培养
E.直接血清学凝集试验

4.观察细菌在平板上的生长现象时，正确区分污染菌和致病菌的方法有(　　)。
A.菌落是否在划线上
B.对照拟培养细菌的生长特点
C.培养时间是否与拟培养细菌一致
D.细菌的形态、染色性是否与拟培养细菌一致
E.该批次平板是否进行无菌试验

实验二　尿液标本的细菌学检验

实验导入

【实验目的】

(1)掌握临床尿液标本常见细菌的检验程序、检验方法及结果报告。
(2)学会尿液标本活细菌计数法和常见致病菌的检验方法及鉴定要点。
(3)具备高度的责任感、爱岗敬业的事业心、关爱患者的友善之情。

【学情探测】

(单项选择题)

1.尿液标本活细菌计数(　　)时，可考虑泌尿系感染的可能。
A.$>10^3$ CFU/mL
B.为 $10^4\sim10^5$ CFU/mL
C.$>10^3$ CFU/24 h 尿
D.$>10^4\sim10^5$ CFU/24 h 尿
E.$>10^6$ CFU/24 h 尿

2.对尿液标本进行活细菌计数时，临床上多采用(　　)。
A.分区划线接种法
B.倾注平板法
C.尿定量培养法
D.斜面接种法
E.连续划线法

3.同一份尿液标本中同时检出 3 种或 3 种以上的细菌时，下列操作错误的是(　　)。
A.对于革兰阴性杆菌，菌落计数在 $10^4\sim10^5$ CFU/mL 为可疑，需重复检查
B.重新留取标本检查
C.选取优势菌进行鉴定并做药敏试验
D.发现淋病奈瑟菌应及时报告
E.发现结核分枝杆菌应及时报告

4.疑为泌尿系感染的患者,尿液标本细菌学的检验方法中不包括(　　)。

A.分离培养　　B.涂片染色镜检

C.生物化学试验　　D.血清学试验

E.肥达反应

5.某泌尿系感染男性患者,对其尿沉渣涂片进行革兰染色,镜下发现大量白细胞,且白细胞内外均存在革兰阴性双球菌。该患者最可能感染(　　)。

A.大肠埃希菌　　B.淋病奈瑟菌

C.肺炎双球菌　　D.腐生葡萄球菌

E.铜绿假单胞菌

实验过程

【实验准备】

(1)标本:泌尿系感染患者尿液。

(2)培养基:血平板、巧克力平板、麦康凯/中国蓝/伊红-亚甲蓝琼脂平板、M-H平板、微量生化管或细菌鉴定板等。

(3)试剂:革兰染色液、无菌生理盐水、0.5麦氏标准比浊管、香柏油、乙醚、各种生化试剂、各种药敏纸片等。

(4)器材:玻片、无菌吸量管、游标卡尺、无菌试管、小镊子、光学显微镜、接种环(或接种针)、酒精灯、生物安全柜、35℃培养箱、CO_2培养箱等。

【实验内容】

1.涂片镜检　尿液应以3 000 r/min离心30分钟后取沉渣涂片,革兰染色镜检,记录实验结果,并及时发出初步报告。

2.尿液活细菌计数　将尿液混匀,用定量加样器取尿液5 μL滴加于血琼脂平板,平板上呈一条直线,后用接种环从上而下沿直线左右连续划线。置于35℃培养箱中培养过夜,计数生长菌落,如尿液已进行稀释,则乘以稀释倍数,求出每毫升尿液生长菌落数。若培养后菌落多得无法计数,则可报告活细菌数大于10^5 CFU/mL。若检查特殊细菌(如淋病奈瑟菌、结核分枝杆菌等)则不需进行活细菌计数。

3.细菌分离培养　取混浊或经离心的尿液沉淀物,分别接种于血平板、巧克力平板和麦康凯平板,血平板和麦康凯平板置于35℃培养箱培养,巧克力平板置于CO_2培养箱培养,18~24小时后观察生长现象,描述菌落特征。

4.细菌鉴定及药敏试验　分离培养得到纯菌落后,挑取菌落进行涂片染色,根据镜检结果,选用合适的生物化学试验(参见附录四)对细菌进行鉴定,必要时做血清学试验,同时做药敏试验。

5.分析结果及发送报告　综合分析检验结果,填写微生物检验报告单。

【质量保证】

(1)标本采集后应立即检验。如长时间放置会导致细菌过度生长或死亡,影响检验结果的准确性。

(2)尿液活细菌计数时,应采用连续性划线或井字形划线的方法分离细菌,使尿液中的细菌均匀分布于培养基中。

(3)当同一份标本中同时检出 3 种或 3 种以上细菌时,标本污染的可能性大,应重新留取标本检验。

(4)M-H 平板的质量、抗菌药敏纸片、菌悬液的浓度、培养条件、操作技术、抑菌环测量工具等,均能影响 K-B 法药敏试验的结果,应严格执行最新版 CLSI 标准。

(5)严格无菌操作,注意生物安全,特别注意操作过程中的自我防护,防止感染。

【废弃物处理】

(1)使用完毕的尿液标本应倒入消毒缸消毒后,集中处理。

(2)用过的培养基、菌悬液等经高压灭菌后,集中处理。

(3)微量生化鉴定管、一次性玻片等直接放入利器盒内,并定期处理。

(4)用过的尿杯、棉签、棉球、纱布、纸片放入污物桶内,并定时焚烧处理。

【结果与报告】

1.观察、记录

(1)记录尿液标本涂片染色镜检结果(表 10-2-1)。

表 10-2-1　尿液标本涂片染色镜检结果

尿液涂片染色镜检结果	绘出显微镜下细菌形态图

(2)记录尿液细菌计数结果(表 10-2-2)。

表 10-2-2　尿液细菌计数结果

生长菌落数	计算每毫升尿液中细菌数

(3)记录菌落特征与形态检查结果(表 10-2-3)。

表 10-2-3　菌落特征与形态检查结果

培养基种类	菌落特征	菌落涂片染色结果
血平板		
巧克力平板		
麦康凯平板		

(4)记录细菌鉴定结果(表 10-2-4)。

表 10-2-4 细菌鉴定结果

生物化学试验		血清学试验	
生化试验名称	试验结果	试验名称	试验结果

(5)记录药敏试验结果(表 10-2-5)。

表 10-2-5 药敏试验结果

药物名称	抑菌环直径(mm)	敏感程度(结果)		
		敏感(S)	中介(I)	耐药(R)

2.结果报告 综合分析检验结果,正确填写微生物检验报告单(参见附录五)。

实验考核

【操作考核】

见表 10-2-6。

表 10-2-6 尿液标本的细菌学检验考核表

实验环节	操作要点	评价标准	得分
实验准备(10 分)	仪表着装	仪表、着装不整扣 1 分	
	物品准备	缺少 1 种扣 1 分	
	物品布局	工作台面凌乱、摆放顺序错误扣 1 分	
活细菌计数(10 分)	细菌计数(定量接种法)	未及时处理或未混匀,接种操作或培养过程不当,计数方法或结果有误差等,扣 1~3 分	
	初步报告	报告不及时或报告不当扣 2 分	

续表

实验环节	操作要点	评价标准	得分
染色镜检 （10分）	离心、取沉淀物涂片	未离心沉淀，或离心、涂片、固定过程操作不规范等，扣1分	
	革兰染色	染色操作不规范扣1分	
	油镜镜检、报告	染色不佳，结果判断有误，发现细菌未初步报告等，扣1~3分	
分离培养 （10分）	细菌分离培养	培养基选择、分离划线接种和培养过程操作不当，菌落分离效果不佳等，扣1~6分	
	菌落形态观察	观察方法不当、不仔细，菌落形态特征观察、描述有误等，扣1~2分	
	涂片、染色、镜检	染色操作过程不当、染色效果不佳、细菌判断有误等，扣1~3分	
细菌鉴定 （15分）	特征性生化试验	未正确选择特征生化试验，生化试验操作过程不当，生化结果判断方法不当，结果判断有误等，扣1~4分	
	生化鉴定	未正确选择生化试验，生化鉴定系统及生化试验操作过程不当，生化结果判断方法不当，结果观察、判断有误等，扣1~9分	
	血清学鉴定	选择不当操作过程错误、观察结果有误等扣1~4分	
药敏试验 （10分）	细菌悬液制备	挑选菌落、菌液浊度不合要求扣1分	
	药敏纸片和培养基选择	药敏纸片、培养基选择不当扣1~2分	
	接种、贴药敏纸片及培养	接种、贴药敏纸片和培养过程操作不当等扣1~4分	
	结果判断	结果判断标准不清或结果判断不准扣1~3分	
结果与报告 （25分）	结果、记录	原始数据记录错误或不完整扣2~5分	
		鉴定结果错误扣12分	
		药敏结果错误扣8分	
	规范报告	未写检验项目、方法，结果报告不规范、不正确，未签名或未填写日期，未认真审核报告，扣1~5分	

续表

实验环节	操作要点	评价标准	得分
废弃物处理（5 分）	细菌培养物	未放入指定位置或不处理扣 1 分	
	废液	未倒入污物桶或未消毒扣 1 分	
	其他废弃物	未按要求处理扣 1 分	
结束整理（5 分）	工作台及物品	未按要求整理台面和物品扣 2 分	
	个人用品	未洗手或洗手方法错误扣 1 分;未脱防护服或防护服折叠方法错误扣 1 分	
总分:			

【学情检测】

（多项选择题）

1.一般情况下,下列情况可诊断为泌尿系感染的是(　　)。

A.尿液革兰阳性球菌>10^4 CFU/mL　　B.尿液革兰阴性杆菌>10^5 CFU/mL

C.尿液革兰阳性球菌>10^3 CFU/mL　　D.尿液革兰阴性杆菌>10^4 CFU/mL

E.同一种细菌反复多次检出

2.尿液活细菌计数的影响因素,包括(　　)。

A.抗菌药物的使用　　B.大量输液

C.使用利尿剂　　D.尿液 pH 变化

E.细菌的种类

3.若尿液沉渣涂片染色发现(　　),则不必进行活细菌计数。

A.大肠埃希菌　　B.淋病奈瑟菌

C.肺炎双球菌　　D.腐生葡萄球菌

E.结核分枝杆菌

4.菌落涂片染色镜检发现革兰阳性球菌,散在、成双、成链排列,触酶阴性。想要鉴定是链球菌属,还是肠球菌属,需(　　)。

A.观察血平板、MAC 平板上菌落生长特点

B.进行杆菌肽试验

C.进行胆汁七叶苷试验

D.进行 CAMP 试验

E.进行 6.5%氯化钠生长试验

实验三　痰液标本的细菌学检验

实验导入

【实验目的】

(1)掌握痰液标本细菌学检验程序、检验方法及结果报告。

(2)能正确采集和处理痰液标本,能对常见病原微生物进行初步检验。

(3)具备高度的责任感、爱岗敬业的事业心、关爱患者的友善之情。

【学情探测】

(单项选择题)

1.下列痰标本不合格的是(　　)。

A.脓细胞较多(> 10/低倍镜视野)

B.柱状上皮细胞较多

C.鳞状上皮细胞较多(> 10/低倍镜视野)

D.白细胞较多(>25/低倍镜视野)

E.大量红细胞,无白细胞

2.痰涂片抗酸染色镜检找到抗酸性杆菌,进行细菌培养时应选用的培养基是(　　)。

A. TTC 沙保弱培养基　　B.米氏 7H10 培养基

C.血琼脂平板　　D.巧克力平板

E. SS 平板

3.首次分离培养需要提供 CO_2 环境才能生长良好的细菌是(　　)。

A.葡萄球菌　　B.肺炎克雷伯菌

C.革兰阴性杆菌　　D.白色念珠菌

E.肺炎链球菌

4.疑为(　　)感染的痰液标本,不宜选用血平板做细菌培养。

A.葡萄球菌　　B. β-溶血性链球菌

C.肺炎链球菌　　D.结核分枝杆菌

E.肺炎克雷伯菌

5.结核痰标本用酸碱处理的目的是(　　)。

A.刺激结核杆菌生长　　B.增强抗酸染色效果

C.杀死杂菌　　D.使结核杆菌的菌落更典型

E.缩短培养时间

实验过程

【实验准备】

(1)标本:下呼吸道感染患者的痰液。

(2)培养基:血平板、巧克力平板、麦康凯/中国蓝/伊红-亚甲蓝琼脂平板、微量生化管、M-H 平板等。

(3)试剂:革兰染色液、萋-尼抗酸染色液、无菌生理盐水、0.5 麦氏标准比浊管、香柏油、乙醚、各种生化试剂和药敏纸片等。

(4)器材:玻片、无菌试管、游标卡尺、小镊子、光学显微镜、接种环(或接种针)、酒精灯、生物安全柜、35℃培养箱、CO_2 培养箱等。

【实验内容】

1.形态学检查

(1)直接涂片镜检:初步判断痰液标本是否适合做细菌培养或是否有病原菌存在。用于培养的痰液标本通常具有大量多形核白细胞和少量鳞状上皮细胞,若每个低倍显微视野下见到白细胞>25 个,而鳞状上皮细胞<10 个,则认为标本为细菌培养合格痰液标本。

(2)涂片染色镜检:根据检验目的菌的不同选择不同的染色方法。①一般细菌:挑选痰液中脓性或带血部分,涂成薄厚均匀痰膜,进行革兰染色镜检。②结核分枝杆菌:疑似结核分枝杆菌,取干酪样或脓性部分的痰或血丝痰制成涂片,进行抗酸染色镜检。③放线菌及诺卡菌:挑取痰液中含黄色颗粒(硫黄颗粒)或不透明的着色部分,置于载玻片上,覆以盖玻片,轻轻挤压,在高倍镜下观察其结构,并分别制成涂片进行抗酸染色镜检及革兰染色镜检。④假丝酵母菌:可直接在高倍镜下检查芽生孢子和假菌丝。

2.痰液标本培养前的处理

(1)痰液的洗净:将痰加入含有 15~20 mL 无菌生理盐水的试管中,剧烈震荡 5~10 秒,用接种环挑取小片沉淀于管底的脓痰,置于另一试管中,以同样方法操作,最后将剩余的脓痰接种于培养基上。

(2)痰液均质化:向痰液内加等量的 pH 7.6 的 1%胰酶溶液,37℃放置 90 分钟即可使痰液均质化。此外也可选用玻璃棒研磨。

3.分离培养与鉴定

根据检验目的不同选择不同的培养基及培养方法。

(1)血平板适用于分离各类细菌,特别是 β-溶血性链球菌、葡萄球菌。在 CO_2 环境下,血平板易于分离肺炎链球菌。

(2)巧克力平板适用于在 CO_2 环境下分离脑膜炎奈瑟菌、嗜血杆菌。

(3)TTC 沙氏培养基适用于分离念珠菌及其他酵母菌。

(4)麦康凯/中国蓝/伊红-亚甲蓝琼脂平板适用于分离革兰阴性杆菌。

(5)罗-琴培养基或米氏 7H10 培养基适用于培养结核杆菌。

将培养物置于 35℃培养 18~24 小时,观察生长现象,描述菌落特点。

4.细菌鉴定及药敏试验　取菌落涂片革兰染色镜检，根据形态学检查结果，选用合适的生物化学试验（参见附录四）及血清学试验对细菌进行鉴定，同时做药敏试验。

5.分析结果及发送报告　综合分析检验结果，填写微生物检验报告单。

【质量保证】

（1）痰液标本最好采取晨痰，及时送检，防止干燥，常规培养应在2小时内完成接种。

（2）M-H平板培养基厚度应为4 mm，菌液配制浓度应相当于0.5麦氏比浊浓度，15分钟内涂布M-H琼脂平板，抗菌药敏纸片应在有效使用期内使用，注意所贴的药敏纸片之间的间距要符合要求，纸片中心间距不少于24 mm，纸片距平板边缘不少于15 mm。

（3）结果报告应根据检出细菌的致病性、生长的数量、是否为纯培养等综合分析，进行报告。

（4）严格无菌操作，注意生物安全，特别注意实验过程中的自我保护，防止感染。

【废弃物处理】

（1）分离细菌用培养基、菌悬液等经高压灭菌后，集中处理。

（2）微量生化鉴定管、一次性玻片等直接放入利器盒内，并定期处理。

（3）使用完毕的痰液标本，用过的棉签、棉球、纱布、纸片放入污物桶内，并定时焚烧处理。

【结果与报告】

1.观察、记录

（1）观察并记录痰液标本涂片染色镜检结果（表10-3-1）。

表10-3-1　痰液标本涂片染色镜检结果

痰液标本涂片染色镜检结果	绘出显微镜下细菌形态图

（2）观察并记录菌落特点及其细菌形态检查结果（表10-3-2）。

表10-3-2　菌落特点及其细菌形态检查结果

培养基种类	菌落特点	菌落涂片染色结果
血平板		
巧克力平板		
麦康凯/中国蓝/伊红-亚甲蓝琼脂平板		

（3）观察并记录细菌鉴定结果（表10-3-3）。

表 10-3-3 细菌鉴定结果

生物化学试验		血清学试验(必要时)	
生化试验名称	试验结果	试验名称	试验结果

(4)记录药敏试验结果(表 10-3-4)。

表 10-3-4 记录药敏试验结果

药物名称	抑菌环直径(mm)	敏感程度(结果)		
		敏感(S)	中介(I)	耐药(R)

2.结果报告 综合分析检验结果,正确填写微生物检验报告单(参见附录五)。

实验考核

【操作考核】

见表 10-3-5。

表 10-3-5 痰液标本的细菌学检验考核表

实验环节	操作要点	评价标准	得分
实验准备(10 分)	仪表着装	仪表、着装不整扣 1 分	
	物品准备	缺少 1 种扣 1 分	
	物品布局	工作台面凌乱、摆放顺序错误扣 1 分	
形态镜检(20 分)	痰湿片直接镜检	未离心沉淀或离心、涂片、固定过程操作不规范扣 1~2 分	
	革兰染色、镜检	染色、镜检操作不规范,染色效果不佳,结果判断有误等,扣 3 分	
	抗酸染色、镜检	染色、镜检操作不规范,染色效果不佳,结果判断有误等,扣 3 分	
	染色结果初步报告	报告不规范或报告错误扣 5~10 分	

续表

实验环节	操作要点	评价标准	得分
分离培养 （10分）	细菌分离培养	培养基选择、分离划线接种和培养过程操作不当，菌落分离效果不佳等，扣1~6分	
	菌落形态观察	观察方法不当、不仔细，菌落形态特征观察、描述有误等，扣1~2分	
	涂片、染色、镜检	染色操作过程不当，染色效果不佳，细菌判断有误等，扣1~3分	
细菌鉴定 （15分）	特征性生化试验	未正确选择特征生化试验，生化试验操作过程不当，生化试验结果判断方法不当，生化试验结果判断有误等，扣1~4分	
	生化鉴定	未正确选择生化试验，生化鉴定系统及生化试验操作过程不当，生化结果判断方法不当，结果观察、判断有误等，扣1~9分	
	血清学鉴定	选择不当，操作过程错误，观察结果有误等，扣1~4分	
药敏试验 （10分）	细菌悬液制备	挑选菌落、菌液浊度不合要求扣1分	
	药敏纸片和培养基选择	药敏纸片、培养基选择不当扣1~2分	
	接种、贴药敏纸片及培养	接种、贴药敏纸片和培养过程操作不当等扣1~4分	
	结果判断	结果判断标准不清、不准确扣1~3分	
结果与报告 （25分）	结果、记录	原始数据记录错误或不完整扣2~5分	
		鉴定结果错误扣12分	
		药敏结果错误扣8分	
	规范报告	未写检验项目、方法，结果报告不规范、不正确，未签名或未填写日期，未认真审核报告等，扣1~5分	
废弃物处理 （5分）	细菌培养物	未放入指定位置或不处理扣1分	
	废液	未倒入污物桶或未消毒扣1分	
	其他废弃物	未按要求处理扣1分	
结束整理 （5分）	工作台及物品	未按要求整理台面和物品扣2分	
	个人用品	未洗手或洗手方法错误扣1分；未脱防护服或防护服折叠方法错误扣1分	
总分：			

【学情检测】

(多项选择题)

1.痰液标本中存在大量正常菌群,填写检验报告单时应注明各自所占比例,一般以平板上所有生长菌落所占比例来推断,分为(　　)。

A.纯培养　　B.大量

C.中等量　　D.少量

E.个别

2.痰液标本分离培养时,优先选择的 2 种培养基为(　　)。

A.普通营养琼脂　　B.血液琼脂

C.巧克力琼脂　　D.麦康凯琼脂

E.中国蓝琼脂

3.在急性肺炎患者的痰液中分离出一株细菌,血平板上菌落呈灰白色 α-溶血、扁平较小。想明确诊断,需进行(　　)。

A.涂片染色镜检　　B.触酶试验

C.胆汁溶菌试验　　D.菊糖发酵试验

E. Optochin 试验

4.下列匹配正确的是(　　)。

A.白喉棒状杆菌—异染颗粒　　B.肺炎链球菌—铁锈色痰液

C.结核分枝杆菌—抗酸染色　　D.百日咳鲍特菌—鲍金培养基

E.流感嗜血杆菌—卫星现象

实验四　粪便标本的细菌学检验

实验导入

【实验目的】

(1)掌握粪便标本细菌学检验程序、检验方法及结果报告。

(2)能对粪便标本中的常见致病菌进行检验及鉴定,能正确进行血清学试验。

(3)具备高度的责任感、不怕脏不怕累的敬业精神,以及关心、爱护患者的仁爱之心。

【学情探测】

(单项选择题)

1.在患者粪便标本中分离出一株革兰染色阴性杆菌,发酵蔗糖,氧化酶试验阳性,动力试验阳性,吲哚试验阳性,脲酶试验阴性。该菌可能是(　　)。

A.大肠埃希菌 O157∶H7　　B.福氏志贺菌

C.霍乱弧菌　　D.副溶血弧菌

E.伤寒沙门菌

2.鉴别肠道杆菌致病性时,可选择的试验是(　　)。

A.乳糖发酵试验　　B.尿素酶试验

C.菊糖发酵试验　　D.直接涂片染色镜检

E.甘露醇发酵试验

3.下列细菌中无动力的是(　　)。

A.大肠埃希菌　　B.痢疾志贺菌

C.霍乱弧菌　　D.空肠弯曲菌

E.变形杆菌

4.疑为沙门菌感染的患者或携带者应接种(　　)培养基进行增菌培养。

A.普通肉汤　　B. GN 增菌液

C.亚硒酸盐增菌液　　D. pH 7.4~7.8 的 PBS 缓冲液

E.碱性蛋白胨水

5.下列有关粪便标本的采集,错误的是(　　)。

A.粪便标本的采集应尽量在病程早期或治疗前

B.应采集新排出的粪便

C.标本采集后要立即送检,不能及时送检时,应将标本置于塑料盒中保存送检

D.对可疑带菌者,重复多次采样送检可以提高病原菌的检出率

E.切勿粪尿相混,以防影响阳性检出率

实验过程

【实验准备】

(1)标本:肠道感染患者粪便。

(2)培养基:SS、MAC、KIA、蛋白胨水、伊红-亚甲蓝琼脂平板、亚硒酸盐增菌培养基、GN 增菌培养基、三糖或双糖铁培养基、微量生化管、枸橼酸盐斜面、尿素、苯丙氨酸斜面、硝酸盐蛋白胨水、甘露醇半固体培养基。

(3)试剂:革兰染色液、氧化酶试剂、3% H_2O_2、靛基质试剂、甲基红试剂、10% $FeCl_3$、硝酸盐还原试剂甲液、硝酸盐还原试剂乙液、药敏纸片、志贺菌属多价和单价诊断血清、沙门菌属 A~F 群多价 O 血清、O 因子血清(O_2、O_4、O_9)、H 因子血清(Ha、Hb、Hd)等。

(4)器材:玻片、无菌试管、游标卡尺、小镊子、光学显微镜、接种环(或接种针)、酒精灯、超净工作台、35℃培养箱、CO_2 培养箱等。

【实验内容】

1.直接涂片检查　当检查霍乱弧菌及菌群失调优势菌时,需直接涂片检查。

2.增菌培养　疑为沙门菌属或志贺菌属感染,分离培养时应同时做增菌培养,增菌培养后

再分离培养，可提高细菌阳性检出率。

3.细菌分离培养　选择合适的培养基转种分离细菌，对粪便标本的分离培养，选择培养基的最低标准是一种选择性较高和一种选择性较低的培养基联合应用。培养物置于35℃培养箱培养18~24小时，观察生长现象，描述菌落特征。

4.细菌鉴定及药敏试验　取菌落涂片，进行革兰染色，镜检，根据形态学检查结果，选用合适的生物化学试验及血清学试验对细菌进行鉴定，同时做药敏试验。

5.分析结果及发送报告　综合分析检验结果，填写微生物检验报告单。

【质量保证】

(1)粪便标本一般不直接涂片镜检，只有当检查霍乱弧菌及菌群失调优势菌时才直接涂片镜检。

(2)配制亚硒酸盐(SF)和GN增菌液时，玻璃试管分装量一般为每支10 mL，否则增菌效果不明显。

(3)粪便标本的微生物学检验结果报告应以分离目的菌的结果而定。如：检验目的为"沙门菌检验"或"志贺菌检验"，则阳性试验结果应报告为"检出××沙门菌"或"检出××志贺菌××型/亚型"；阴性结果应报告为"未检出沙门菌"或"未检出志贺菌"。

(4)若检出霍乱弧菌应立即向当地疾病控制中心报告。

(5)严格无菌操作，注意生物安全，特别注意实验过程中的自我保护，防止感染。

【废弃物处理】

(1)用过的培养基、菌悬液等经高压灭菌后，集中处理。

(2)微量生化鉴定管、一次性玻片等直接放入利器盒内，并定期处理。

(3)使用完毕的粪便标本，用过的棉签、棉球、纱布、纸片放入污物桶内，并定时焚烧处理。

【结果与报告】

1.观察、记录

(1)观察并记录粪便标本涂片染色镜检结果(表10-4-1)。

表10-4-1　粪便标本涂片染色镜检结果

粪便标本涂片染色镜检结果	绘出显微镜下细菌形态图

(2)观察并记录菌落特征与形态检查结果(表10-4-2)。

表 10-4-2 菌落特征与形态检查结果

培养基种类	菌落特征	菌落涂片染色结果
SS 琼脂平板		
麦康凯平板		

(3)观察并记录细菌鉴定结果(表 10-4-3)。

表 10-4-3 细菌鉴定结果

生化反应		血清学试验(必要时)	
试验名称	试验结果	试验名称	试验结果

(4)观察并记录药敏试验结果(表 10-4-4)。

表 10-4-4 药敏试验结果

药物名称	抑菌环直径(mm)	敏感程度(结果)		
		敏感(S)	中介(I)	耐药(R)

2.结果报告 综合分析检验结果,正确填写微生物检验报告单(参见附录五)。

实验考核

【操作考核】

见表 10-4-5。

表 10-4-5 粪便标本的细菌学检验考核表

实验环节	操作要点	评价标准	得分
实验准备(10 分)	仪表着装	仪表、着装不整扣 1 分	
	物品准备	缺少 1 种扣 1 分	
	物品布局	工作台面凌乱、摆放顺序错误扣 1 分	

续表

实验环节	操作要点	评价标准	得分
染色镜检（20分）	动力观察（疑为霍乱弧菌、弯曲菌感染时）	涂片、制片、观察过程操作不规范扣1～2分	
	革兰染色（疑为霍乱弧菌、弯曲菌、葡萄球菌、艰难梭菌或真菌感染时）	标本涂片、染色过程操作不规范或不当扣1～3分	
	油镜镜检	染色效果不佳，结果判断有误扣1～3分	
	染色结果初步报告	未初步报告、报告不规范或报告错误扣1～3分	
分离培养（10分）	一般细菌分离培养	培养基选择、分离划线接种或培养过程操作不当，菌落分离效果不佳等，扣1～6分	
	特殊细菌分离培养	镜检发现特殊病原菌时，培养基选择、分离划线接种或培养过程操作不当，菌落分离效果不佳等，扣1～5分	
	菌落形态观察	观察方法不当、不仔细，菌落形态特征观察、描述有误等，扣1～2分	
	涂片、染色、镜检	染色操作过程不当，染色效果不佳，细菌判断有误等，扣1～3分	
细菌鉴定（15分）	特征性生化试验	未正确选择特征生化试验，生化试验操作过程不当，生化试验结果判断方法不当，生化试验结果判断有误等，扣1～4分	
	生化鉴定	未正确选择生化试验或生化鉴定系统及生化试验操作过程不当，生化结果判断方法不当，结果观察、判断有误等，扣1～9分	
	血清学鉴定	试验选择不当、操作过程错误、观察结果有误扣1～4分	
药敏试验（10分）	细菌悬液制备	挑选菌落、菌液浊度不符合要求扣1分	
	药敏纸片和培养基选择	药敏纸片、培养基选择不当扣1～2分	
	接种、贴药敏纸片及培养	接种、贴药敏纸片和培养过程操作不当等扣1～4分	
	结果判断	结果判断不清、不准确扣1～3分	

续表

实验环节	操作要点	评价标准	得分
结果与报告（25分）	结果、记录	原始数据记录错误或不完整扣2~5分	
		鉴定结果错误扣12分	
		药敏结果错误扣8分	
	规范报告	未写检验项目、方法，结果报告不规范、不正确，未签名或未填写日期，未认真审核报告，扣1~5分	
废弃物处理（5分）	细菌培养物	未放入指定位置或不处理扣1分	
	废液	未倒入污物桶或未消毒扣1分	
	其他废弃物	未按要求处理扣1分	
结束整理（5分）	工作台及物品	未按要求整理台面和物品扣2分	
	个人用品	未洗手或洗手方法错误扣1分；未脱防护服或防护服折叠方法错误扣1分	
总分：			

【学情检测】

（多项选择题）

1.粪便标本分离培养时，优先选择的2种培养基为（　　）。

A. SS琼脂　　B.血液琼脂

C.巧克力琼脂　　D.麦康凯琼脂

E.沙保弱琼脂

2.能引起腹泻的常见病原菌有（　　）。

A.志贺菌属　　B.沙门菌属

C.霍乱弧菌　　D.致病性大肠埃希菌

E.铜绿假单胞菌

3. EIEC与志贺菌属的鉴别，可选用（　　）。

A.氧化酶试验　　B.动力试验

C.丙二酸盐利用试验　　D.醋酸钠试验

E.甲基红试验

4.下列病原体引起的腹泻，可直接进行涂片染色镜检的是（　　）。

A.霍乱弧菌　　B.结核分枝杆菌

C.真菌　　D.葡萄球菌

E.艰难芽孢梭菌

情景十一　临床微生物检验的调研、考核

情景描述

某临床微生物实验室现有医学检验技术人员16人，研究生以上学历占50%；拥有一流的现代化检验设备，如VITEK 2-Compact微生物鉴定系统、BacT/ALERT 3D血培养分析仪、GeneXpert PCR分析仪等；开展项目包括：细菌与真菌涂片、革兰染色、抗酸染色、墨汁染色，细菌和真菌培养、鉴定及药物敏感性检测等；每年鼓励在职人员去国内外知名高校和科研机构进修学习。

学前导语

不同微生物检验室的人员结构、开展项目、自动化仪器设备各不相同，检验报告单的审核与报告制度略有差异，但每个实验室追求更高检验质量的脚步都是永不停息的，如何提高检验质量是一个永恒的话题。通过实地调查研究，同学们就会得到答案。

实验一　临床微生物检验的自动化

实验导入

【实验目的】

(1)掌握微生物自动化分析仪器的操作方法和结果判读。

(2)学会规范操作微生物检验的自动化仪器。

(3)培养爱护检验仪器、设备，并对其进行定期维护和保养以保证检验质量的意识。

【学情探测】

(单项选择题)

1.全自动血液培养系统，自动监测微生物生长所释放的(　　)。

A.氧气　　　　B.氮气

C.二氧化碳　　D.硫化氢

E.氢气

2.全自动血培养仪常用的培养瓶,不包括(　　)。

A.需氧培养瓶　　B.厌氧培养瓶

C. CO_2 培养瓶　　D.分枝杆菌培养瓶

E.中和抗生素需氧瓶

3.全自动微生物药敏分析仪,测定的是(　　)。

A. MIC　　B. MBC

C. HBG　　D. WC

E.抑菌环

4.全自动微生物鉴定仪的工作原理是(　　)。

A.数码鉴定　　B.生物鉴定

C.化学鉴定　　D.仪器鉴定

E.产色鉴定

5.有关全自动微生物鉴定/药敏系统的说法,错误的是(　　)。

A.不同的微生物应选用相对应的鉴定卡和药敏卡

B.具有专家系统,能自动识别异常的耐药表型

C.不同的鉴定卡、药敏卡对菌悬液的浓度有不同要求

D.所有鉴定卡、药敏卡都需要0.5麦氏单位的菌液

E.所有鉴定卡、药敏卡均需要单一纯化的菌落

实验过程

【实验内容】

1.调查研究　根据老师的安排,参观一家临床微生物实验室,并完成下列活动。

2.活动安排

活动一:写出某种型号全自动血培养仪的操作方法、结果判读、维护保养的报告。

活动二:写出某种型号全自动微生物鉴定/药敏分析仪的操作方法、结果判读、维护保养的报告。

3.活动报告

(1)记录:应包括活动时间、活动地点、活动名称等。

(2)活动报告:撰写要点即临床微生物检验自动化仪器的主要观测点(表11-1-1)。

表11-1-1　临床微生物检验自动化仪器的主要观测点

全自动血培养系统	仪器的型号、主要结构组成、血培养瓶等
	仪器的使用方法、阳性瓶的处理、阴性瓶的处理等
	仪器的维护保养

续表

全自动微生物鉴定/药敏系统	仪器的型号、主要结构组成、细菌测试反应板、药敏测试反应板等
	仪器的使用方法、鉴定卡名称、药敏卡名称、菌悬液浓度、细菌上机前处理、是否触发专家系统等
	仪器的维护保养

实验考核

【操作考核】

见表 11-1-2。

表 11-1-2　临床微生物检验的自动化考核表

实验环节	操作要点	评价标准	得分
活动准备（10 分）	仪表着装	仪表、着装不整扣 2 分	
	物品准备	记录纸、笔、防护服，每缺少一种扣 1 分	
活动中（30 分）	听从安排，不大声喧哗	不服从安排扣 5 分；大声喧哗扣 5 分	
	认真聆听讲，提出问题	不认真听讲扣 5 分；未经允许乱摸乱动扣 5 分	
	记录	未记录扣 5 分；记录不全扣 3 分	
活动报告（55 分）	报告完整、内容翔实、逻辑性强	无活动时间、地点、名称者，每项扣 2 分	
		无仪器型号、主要组件、试剂者，每项扣 1 分	
		仪器的使用方法、注意事项、维护保养书写不翔实，每项扣 2 分	
		报告条理不清晰者扣 2 分；缺项漏项者扣 5 分	
结束整理（5 分）	个人用品	未洗手或洗手方法错误扣 1 分；未脱防护服或防护服折叠方法错误扣 1 分	
总分：			

【学情检测】

（多项选择题）

1.全自动血液培养系统所利用的技术包括（　　）。

A.光电比色技术　　B.压力传感技术

C.荧光技术　　D.比密度技术

E.酶标技术

2.微生物自动鉴定仪的基本结构包括(　　)。

A.比色仪　　B.恒温孵育系统

C.光学检测系统　　D.比浊仪

E.鉴定板

3.鉴定板(卡)是自动化鉴定仪器的工作基础,常用鉴定板(卡)包括(　　)。

A.革兰阳性菌鉴定板(卡)　　B.革兰阴性菌鉴定板(卡)

C.厌氧菌鉴定板(卡)　　D.酵母菌鉴定板(卡)

E.嗜血杆菌鉴定板(卡)

4.不同厂家、不同型号的自动化微生物药敏分析系统的检测原理各不相同,通常使用的原理包括(　　)。

A.光电比浊法　　B.荧光标记法

C.酶标记法　　D.氧化还原指示剂法

E.压力传感法

5.影响自动化微生物鉴定药敏系统检测结果的因素包括(　　)。

A.板(卡)的保存温度　　B.菌悬液的浓度

C.适宜的板(卡)　　D.菌种的纯度

E.培养基的性质

实验二　临床微生物检验结果的审核与报告

实验导入

【实验目的】

(1)了解临床微生物学检验报告单审核、发布的环节和要求。

(2)根据所学知识,能独立书写调查报告。

(3)树立以患者为中心的质量控制意识,强化危急值的重要性。

【学情探测】

(单项选择题)

1.临床检验报告单的发布,应遵循的原则中,不包括(　　)。

A.完整　　B.准确

C.及时　　D.高效

E.保护患者隐私

2.作为检验结果审核人的条件中，不是必需条件的是(　　)。
A.强烈的责任感　　B.扎实的理论基础
C.过硬的检验技术　　D.研究生水平
E.具有临床检验资质

3.特殊的检验结果，如抗 HIV 阳性结果，原则上只能发给(　　)。
A.受检者本人　　B.受检者家属
C.送检医生　　D.申请医生
E.科室负责人

4.临床检验结果的审核，一般不考虑(　　)。
A.标本的采集和送检是否符合要求　　B.人体正常菌群的分布情况
C.检验人员工作的熟练程度　　D.本批次质控样品的在控情况
E.送检医生的个人诉求

5.有关“危急值”的说法，错误的是(　　)。
A.危急值即医学决定水平　　B.危急值即危及患者生命的检验数值
C.出现危急值应执行电话报告程序　　D.危急值一定出现在急诊检验时
E.血液、脑脊液、胸腔和腹腔积液等标本中发现病原微生物，视为危急值

实验过程

【实验内容】

1.调查研究　根据老师的安排，并结合自己的实际情况，从下列活动中任选一项。

2.活动安排

活动一：调查某医院临床微生物室检验报告单审核制度、流程和内容，写出调查报告。

活动二：调查某医院临床微生物室检验报告单发布制度、流程和要求，写出调查报告。

3.活动报告

(1)记录：应包括活动时间、活动地点、活动名称等。

(2)活动报告：撰写要点即临床微生物检验结果审核和报告的主要观测点(表 11-2-1)。

表 11-2-1　临床微生物检验结果审核和报告的主要观测点

检验结果的审核	①标本的采集和送检是否符合要求；②标本的处理是否符合要求，包括前处理、培养基选择、分离培养、鉴定等；③医生申请的检验项目是否全部完成，检验单填写是否正确清晰、内容是否完整、单位是否正确，有无异常或难以解释的结果等；④出现少见致病菌或非目的菌是否查找原始培养物，并分析原因；⑤药敏试验结果出现问题或疑问时，室内质控是否“在控”，仪器运行是否正常等；⑥对异常结果有无复查，是否回顾患者既往检验结果；⑦检验人员技术熟练，操作规范无差错，排除其他突发干扰

续表

检验结果的发布	①检验报告发布制度:常规报告单发放制度、危急值报告制度、急诊检验报告制度等;②发布前,报告单严格执行生物安全规定,应由专人消毒处理;③是否专人发放报告单,记录是否完备;④是否涉及泄漏患者隐私

实验考核

【操作考核】

见表 11-2-2。

表 11-2-2 临床微生物检验结果的审核与报告考核表

实验环节	操作要点	评价标准	得分
活动准备(10 分)	仪表着装	仪表、着装不整扣 2 分	
	物品准备	记录纸、笔、防护服,每缺少一种扣 1 分	
活动中(30 分)	听从安排,不大声喧哗	不服从安排扣 5 分;大声喧哗扣 5 分	
	认真聆听讲,提出问题	不认真听讲扣 5 分;未经允许乱摸乱动扣 5 分	
	记录	未记录扣 5 分;记录不全扣 3 分	
活动报告(55 分)	检验报告单的审核	无活动时间、地点、名称,每项扣 2 分	
		未体现审核者资质扣 1 分	
		审核内容不清扣 10 分,缺少一项扣 2 分;报告单信息不全未审出,每项扣 2 分	
		明显错误未审出或发现后不会处理扣5 分	
	检验报告单的发放	检验单发放制度、流程不清扣 5 分	
		违反生物安全操作扣 5 分;未保护患者隐私扣 2 分	
	活动报告内容翔实、条理清晰	报告条理不清晰扣 2 分;缺项漏项扣 5 分	
结束整理(5 分)	个人用品	未洗手或洗手方法错误扣 1 分;未脱防护服或防护服折叠方法错误扣 1 分	
总分:			

【学情检测】

（多项选择题）

1.检验结果的报告程序包括(　　)。

A.一般程序　　B.分级报告

C.危急值报告　　D.传染病报告

E.多重耐药菌报告

2.下列属甲类传染病的是(　　)。

A.艾滋病　　B.鼠疫

C.霍乱　　D.乙型肝炎

E.人高致病性禽流感

3.微生物检验结果发出前需进行严格的审核,审核内容包括(　　)。

A.各项室内质控结果是否在控制范围内

B.标本采集质量、感染部位、病原体变迁、有无污染

C.鉴定结果是否与原始平板上的细菌相吻合

D.是否和临床实际相吻合

E.患者的科室

4.当发现已发送检验报告有错误时,应及时更改并做好记录,记录的内容包括(　　)。

A.更改日期　　B.更改时间

C.责任人　　D.更改内容

E.患者是否知情

5.下列属于多重耐药菌的是(　　)。

A. MRSA　　B. CRE

C. VRE　　D. CRABA

E. CRPAE

实验三　临床微生物检验质量控制

实验导入

【实验目的】

(1)熟悉临床微生物学检验质量控制的环节和要求,明确质量控制的任务。

(2)根据所学知识,能独立书写调查报告。

(3)养成规范操作的职业习惯,树立检验工作质量控制的意识,培养“质量第一、生命至上”的医者情怀。

【学情探测】

（单项选择题）

1.分析前阶段不包括(　　)。

A.检验单的申请　　B.患者准备

C.标本的采集　　D.标本的运送

E.医生查体

2.分析中阶段不包括(　　)。

A.人员培训　　B.试剂质量

C.培养基性能　　D.检验结果审核

E.设备维护

3.分析后阶段不包括(　　)。

A.评估室内质控　　B.评审检验结果

C.查询检验结果　　D.废弃物的处理

E.抱怨的处理

4.处理患者的抱怨,属于(　　)。

A.分析前阶段　　B.分析中阶段

C.分析后阶段　　D.与分析过程无关

E.以上均不正确

5.室内、室间质量控制属于(　　)。

A.分析前质量控制　　B.分析中质量控制

C.分析后质量控制　　D.管理评审

E.风险评估

实验过程

【实验内容】

1.调查研究　根据老师的安排,并结合自己的实际情况,从下列活动中任选一项。

2.活动安排

活动一:调查某医院临床微生物室质量控制管理体系,写出调查报告。

活动二:调查某医院临床微生物室质量控制管理体系的某一环节(如培养基、设备使用、检验过程等),写出调查报告。

活动三:调查本校微生物实验室常规工作,写出调查报告(质量管理建设或整改方案)。

活动四:参与一项临床微生物检验质量控制活动,写出活动记录。

3.活动报告

(1)记录:应包括活动时间、活动地点、活动名称等。

(2)活动报告:撰写要点即临床微生物室室内质量控制各环节的主要观测点(表 11-3-1)。

表 11-3-1　临床微生物室室内质量控制各环节的主要观测点

<table>
<tr><td rowspan="3">分析前质量控制</td><td rowspan="2">检验申请</td><td>患者姓名、出生日期、病房、住院号、床号、年龄、性别</td></tr>
<tr><td>标本来源、检验项目、临床表现、所用抗菌药物、标本采集时间、实验室收到标本时间</td></tr>
<tr><td>标本采集与运送</td><td>患者的准备，标本的采集，标本保存与运送，标本验收和登记</td></tr>
<tr><td rowspan="15">分析中质量控制</td><td>人员</td><td>定期培训工作人员，评估、记录工作人员进行微生物实验的能力</td></tr>
<tr><td rowspan="4">试剂</td><td>标记名称、浓度、储存条件、配制日期、失效期、生物危害性</td></tr>
<tr><td>新批号或同一批号不同货次试剂的质量保证方法：直接分析质控物质</td></tr>
<tr><td>新旧批号/货次试剂的质量保证方法：平行试验或常规质控</td></tr>
<tr><td>日常质控：不经常使用的试剂每次使用前；经常使用的染色液、药敏纸片等可每周检查 1 次；每天用前（氧化酶试剂、触酶试剂）</td></tr>
<tr><td rowspan="4">培养基</td><td>外观良好（表面平滑、水分适宜、无污染、适当的颜色和厚度，试管培养基湿度适宜）</td></tr>
<tr><td>标识明确：生产日期（批号）、保质期、配方（适用时）、质量控制、贮存条件等</td></tr>
<tr><td>自制培养基，每批号产品应进行无菌试验和性能验证，如生长试验、与旧批号产品的平行试验、生长抑制试验（适用时）、生化反应（适用时）等</td></tr>
<tr><td>购买培养基，检查并记录每个批号和每次购买产品的破损、污染状况，以及外观、冷冻或受热等信息。若生产者遵循一定的质量保证标准，实验室可免除质量控制，但需保存生产者所遵循的质量保证标准，以及每批号产品完成无菌试验、质量控制性能合格等证明文件。若生产者不能提供所遵循的质量保证标准，实验室应进行质量控制</td></tr>
<tr><td rowspan="5">设备使用</td><td>制订操作程序，定期维护、保养、监测并记录</td></tr>
<tr><td>新设备或经搬运、维修后的设备应进行评估及功能验证</td></tr>
<tr><td>温度依赖性设备（培养箱、水浴箱、冰箱等），必须定时监测温度，温度计量程适宜并经检定</td></tr>
<tr><td>移液器、微量滴定管或自动分配器应核查并记录其在使用区间内的准确性和重复性</td></tr>
<tr><td>定期监测特殊设备性能，如 CO_2 培养箱内的 CO_2 浓度、厌氧系统（如厌氧缸、罐或袋）的厌氧条件。定期检测生物安全柜内气流流速、过滤器完整性（必要时），监测压力灭菌器灭菌效果等</td></tr>
<tr><td>检验过程</td><td>实验方法的确认、制定标准化操作程序、生物参考区间、测量准确性、内部质量控制体系（室内质量控制体系）、标本质量评估</td></tr>
</table>

续表

<table>
<tr><td rowspan="6">分析后质量控制</td><td rowspan="4">检验结果评审与报告</td><td>发送结果前，评估室内质控结果在可接受范围内，最好再对检验结果进行系统性评审，评价其与已获得的患者相关临床信息的符合性</td></tr>
<tr><td>结果达到危急值时，立即通知临床医生或相关人员。危急值报告记录包括日期、时间、报告者、报告接受者及检测结果。应记录危急值未及时通知相关人员的事件及原因</td></tr>
<tr><td>检验结果报告应清晰易懂，信息（实验室和患者）完整，表述正确</td></tr>
<tr><td>报告有错误时，应进行更改，记录改动日期、时间及责任人。经改动后，原内容应清晰可辨。已用于临床决策的检验结果的修改，应与原报告一同保存，并清楚标明其被修改</td></tr>
<tr><td rowspan="2">废弃物的处理</td><td>感染性废弃物最好在实验室内消毒或去污染</td></tr>
<tr><td>感染性废弃物如在处理前运送，应置坚硬、防渗漏容器，并适当标记</td></tr>
</table>

实验考核

见表 11-3-2。

表 11-3-2　临床微生物检验质量控制考核表

<table>
<tr><th>实验环节</th><th>操作要点</th><th>评价标准</th><th>得分</th></tr>
<tr><td rowspan="2">活动准备（10 分）</td><td>仪表着装</td><td>仪表、着装不整扣 2 分</td><td rowspan="2"></td></tr>
<tr><td>物品准备</td><td>记录纸、笔、防护服，每缺少一种扣 1 分</td></tr>
<tr><td rowspan="2">分析前（15 分）</td><td>检验的申请</td><td>检验申请单信息不全扣 5 分；每缺少一项扣 0.5 分</td><td rowspan="2"></td></tr>
<tr><td>标本的采集、运送</td><td>标本采集不能满足培养需要扣 5 分；标本的送检不能满足致病菌活力保存条件扣 5 分</td></tr>
<tr><td rowspan="3">分析中（30 分）</td><td>人员</td><td>人员符合要求并有定期培训记录，违者每项扣 2 分</td><td rowspan="3"></td></tr>
<tr><td>试剂</td><td>试剂名称、浓度、配制及失效试剂，缺少一项扣 1 分；储存条件不恰当，每项扣 1 分；未进行日常质量控制，每项扣 2 分；未进行新购置试剂的性能评价，每项扣 2 分</td></tr>
<tr><td>培养基</td><td>自配培养基未进行无菌试验、生长试验、生长抑制试验、平行试验等，缺一项扣 2 分；购置培养基未有感官检测及其他相关检查，每项扣 1 分，缺少 3 项者扣 5 分</td></tr>
</table>

续表

实验环节	操作要点	评价标准	得分
分析中（30分）	设备使用	未制订标准化操作程序文件、使用保养记录等，每项扣2分；无定期校准、检定记录扣2分	
	检验过程	无标准化操作程序文件、日常质量控制记录，每项扣2分；未参加上级安排的室间质评活动扣5分	
分析后（15分）	检验结果的评审及报告	检验结果的评审、报告错误扣5分；评审报告不规范扣2分	
	废弃物的处理	废弃物未按国家法律法规执行扣3分；无记录或记录不完整扣2分	
活动报告（20分）	报告的完整性、逻辑性	报告条理不清晰扣2分；每缺少一项扣1分	
结束整理（5分）	个人用品	未洗手或洗手方法错误扣1分；未脱防护服或防护服折叠方法错误扣1分	
总分：			

【学情检测】

（多项选择题）

1.临床微生物检验是一门专业性很强的复杂性工作，要求从业人员应（　　）。

A.具有良好的职业道德、科学严谨的工作作风

B.具有扎实的理论知识、丰富的工作经验

C.具有娴熟的专业技能

D.熟悉微生物实验室质量管理流程并具有良好的沟通能力

E.具有病原微生物实验室生物安全意识和安全知识

2.临床微生物检验标本，拒收的标准主要包括（　　）。

A.标本唯一性标示错误、不清楚或失落的

B.送检标本明确被污染

C.送检容器非无菌容器

D.同一天申请做同一实验的重复送检标本

E.患者家属代送的标本

3.临床微生物标本送到实验室后应有专人验收，验收的内容包括（　　）。

A.唯一性标志是否正确无误，申请单是否信息完整

B.申请项目是否与标本相符

C.采集时间、送检时间及送检条件是否符合保存致病菌的要求

D.盛装容器是否有遗漏和污染

E.标本的外观和数量是否符合检验要求

4.临床微生物实验室需要进行质量控制的对象包括(　　)。

A.培养基　　B.试剂

C.仪器设备　　D.药敏纸片

E.室内温度

5.血浆凝固酶试验常用的质控菌株为(　　)。

A.金黄色葡萄球菌　　B.表皮葡萄球菌

C.腐生葡萄球菌　　D.粪肠球菌

E.肺炎链球菌

实验四　临床微生物检验岗位技能测试

【考核目的】

(1)了解学习者对临床微生物检验技能的掌握情况。

(2)考察学习者独立分析问题、解决问题的能力。

(3)查缺补漏,养成终身学习的良好习惯。

【考核内容及评价标准】

1.临床微生物基本技能测试　根据表11-4-1的考核内容、评价环节和评价标准给出得分。

表11-4-1　临床微生物基本技能测试

考核内容	评价环节	评价标准	得分
革兰染色法(50分)	准备(5分)	菌株、试剂、器械等准备齐全,缺少一项扣1分	
	涂片(6分)	涂片未标记或标记错误扣1分	
		酒精灯使用不规范扣1分	
		接种环使用不规范扣1分	
		取生理盐水、菌量不恰当扣0.5分	
		菌膜过大或过小、厚薄不均扣0.5分;接种环未烧灼灭菌扣1分	

续表

考核内容	评价环节	评价标准	得分
革兰染色法（50分）	干燥（2分）	菌膜未干燥扣1分;未完全干燥扣0.5分	
		干燥方法错误扣0.5分	
	固定（2分）	固定方法不恰当扣1分	
	染色（15分）	染色步骤错误扣5分	
		染液未完全覆盖菌膜,每次扣0.5分	
		染色时间过长或过短,每次扣0.5分	
		冲洗不干净或直接冲洗菌膜,每次扣0.5分	
		染色片水分被完全吸干或晾干扣1分	
	镜检（10分）	未使用低倍镜找视野扣1分	
		油镜使用不熟练扣1分	
		未及时维护显微镜或方法不当扣2分	
	结果（5分）	结果判读错误扣5分;报告不规范扣3分	
	职业素养（5分）	着装不符合生物安全要求扣1分	
		无菌操作不规范扣2分	
		未及时规范整理、清洁操作台、洗手等扣1分	
		操作不熟练、流畅扣1分	
细菌分离与培养（50分）	准备（5分）	标本、培养基、器械等准备不齐全,缺少一项扣1分	
	取标本（8分）	培养基未标记或标记错误扣2分	
		酒精灯使用不规范扣1分	
		接种工具使用不规范扣1分	
		标本取材部位不恰当扣2分	
		挑取标本前接种环未冷却扣1分	
	接种（12分）	握持及打开平板方法错误扣2分	
		划线方法错误、动作不流畅扣2分	
		线条不紧密、重复、线距过大扣1分	
		上区与下区的划线无交叉扣10分	
		区与区间的划线交叉过多或过少扣2分	

续表

考核内容	评价环节	评价标准	得分
细菌分离与培养（50分）	培养（5分）	培养条件选择错误扣5分	
		平板放置方式错误扣2分	
	结果（15分）	单个菌落未达到20个扣2分	
		生长污染菌落扣5分	
		划破琼脂扣2分	
		菌落性状描述不恰当，每项扣1分	
	职业素养（5分）	着装不符合生物安全要求扣1分	
		无菌操作不规范扣2分	
		未及时规范整理、清洁操作台、洗手等扣1分	
		操作不熟练、不流畅扣1分	
总分：			

注：考核超时，终止考核，考核成绩判定为不合格。

2.细菌的生物学性状辨认能力测试　根据表11-4-2的考核内容、评价环节和评价标准给出得分。

表11-4-2　细菌的生物学性状辨认能力测试

考核内容	评价环节	评价标准	得分
细菌的基本形态和特殊结构（30分）	细菌基本形态（10分）	细菌的形态描述错误扣5分	
		细菌的排列描述错误扣5分	
	细菌的染色性（10分）	不能判断细菌革兰染色结果扣5分	
		不能判断细菌抗酸染色结果扣5分	
	细菌特殊结构（10分）	辨认细菌的特殊结构错误扣5分	
		特殊结构的形态、位置或数量等指认错误扣5分	
细菌生长现象观察（40分）	固体培养基上生长现象（20分）	细菌在血琼脂培养基上菌落特点，描述错误或缺少一项扣2分；主要特点描述错误扣5分	
		细菌在选择性培养基上菌落特点，描述错误或缺少一项扣2分；主要特点描述错误扣5分	
	半固体培养基上生长现象（10分）	细菌在半固体培养基上生长特点，描述错误扣2分	
		结果（有、无动力）判断错误扣5分	

续表

考核内容	评价环节	评价标准	得分
细菌生长现象观察（40分）	液体培养基上生长现象（10分）	有细菌生长而判断无细菌生长扣5分	
		无细菌生长而判断有细菌生长扣2分	
		生长现象描述错误扣3分	
细菌生化反应（30分）	IMViC 试验结果（15分）	不知道或滴加指示剂错误，每项扣2分	
		不能正确判断试验结果，每项扣2分	
	KIA 试验结果（15分）	观察并判断试验结果错误，每项扣1分	
		报告试验结果错误或缺少，每项扣2分	
总分：			

注：考核超时，终止考核，考核成绩按实际发生计算。

3.临床微生物基本技能测试　根据表11-4-3的考核内容、评价环节和评价标准给出得分。

表11-4-3　临床微生物检验岗位综合能力测试

考核内容	评价环节	评价标准	得分
考核准备（10分）	检验方案（5分）	检验方案不合理、不详细扣1~2分	
	所需材料（5分）	实验试剂、器材等准备不齐全，缺少一项扣0.5分；摆放杂乱扣1分	
临床标本的细菌学检验（80分）	标本前处理（5分）	标本处理不及时扣2分；标本不处理或处理错误扣5分	
	细菌分离培养（15分）	培养基选择错误扣5分；选择不全扣1分	
		培养基未标记扣1分	
		接种标本选择部位、数量不当扣2分	
		标本接种操作不规范扣1分	
		分区划线不规范、划破琼脂扣2分	
		培养条件、方法错误扣2分	
		平板放置方式错误扣1分	
		单个菌落未达到20个扣3分	
		不能正确判断致病菌（2种菌及以上时）扣5分	
		生长污染菌落扣2分	

续表

考核内容	评价环节	评价标准	得分
临床标本的细菌学检验（80分）	细菌鉴定（25分）	革兰染色过程不规范、顺序错误扣1~5分	
		革兰染色镜检，结果判断错误扣5分	
		生化反应、血清学试验等选择错误扣1~5分	
		生化反应、血清学试验操作不规范扣1~2分	
		生化反应、血清学试验结果判断错误扣1~5分	
	药敏试验（K-B法）（25分）	制备菌悬液浊度错误扣2分	
		培养基选择错误扣5分	
		培养基未标记扣1分	
		接种方法错误扣2分；动作不熟练扣1分	
		药敏纸片选择错误扣5分；贴放不规范扣2分	
		培养条件、时间错误扣2分	
		抑菌环不规整或测量不准确扣3分	
		不会判断药敏试验结果或判断错误扣5分	
	结果与报告（10分）	细菌鉴定结果错误扣5分；只鉴定到属扣2分	
		药敏试验结果报告不规范扣5分	
综合素养（10分）	实验态度（3分）	穿戴、着装不符合生物安全要求扣1分	
		操作不认真、不仔细扣1分	
		态度不严谨、结果弄虚作假扣2分	
	实验操作（3分）	未严格执行无菌操作扣2分	
		操作不规范、不熟练、不流畅扣1分	
		实验记录不完整、不准确扣1分	
	实验整理（4分）	实验完毕，未整理、清洁操作台扣1分；未正确洗手扣1分	
		实验废弃物未按要求规范处理扣2分	

注：考核超时，判定为不合格；考核过程中出现重大错误，可终止考核，判定为不合格。

附　　录

附录一　常用染色液的配制及用途

1.革兰(Gram)染色液

【配制】

(1)结晶紫溶液:将 2 g 结晶紫溶于 20 mL 95%乙醇溶液中,与 0.8 g 草酸铵混合后加蒸馏水 80 mL,静置 24 小时过滤备用。

(2)碘液:将 2 g 碘化钾溶于少量水中,再将 1 g 碘溶于其中,全溶后再加蒸馏水至 300 mL。

(3)脱色液:95%乙醇溶液。

(4)沙黄复染液:将 2.5 g 沙黄溶于 100 mL 95%乙醇溶液中制成贮存液,取 10 mL 与 90 mL 蒸馏水混匀,即得到应用液。

【用途】

用于革兰染色。革兰阳性菌呈紫色,革兰阴性菌呈红色。

2.萋-尼(Ziehl-Neelsen)抗酸染色液

【配制】

(1)苯酚复红液:包括 A 液和 B 液。A 液:碱性复红 3 g,95%乙醇溶液 100 mL;B 液:苯酚 5 g,蒸馏水 100 mL。

配制方法:将碱性复红在研钵中研磨,逐渐加入 95%乙醇溶液,继续研磨至溶解配成 A 液。苯酚溶于水配成 B 液。A 液 10 mL、B 液 90 mL 混合。

(2)3%盐酸乙醇液:浓盐酸 3 mL 与 95%乙醇溶液 97 mL 混合。

(3)亚甲蓝液(吕氏亚甲蓝液):亚甲蓝 2 g 溶于 100 mL 95%乙醇溶液,制成亚甲蓝乙醇饱和溶液,取 30 mL,加 10%氢氧化钾 0.1 mL、蒸馏水 100 mL,混匀。

【用途】

用于抗酸染色。分枝杆菌呈红色,背景为蓝色。

3.墨汁负染色液

【配制】

5%黑色素水溶液或印度墨汁。

【用途】

多用于隐球菌荚膜检查。背景呈黑色,菌体无色,荚膜为包绕在菌体周围的透明空圈。

4.芽孢染色液

【配制】

(1)苯酚复红液:配方见抗酸染色液。

(2)脱色液:95%乙醇溶液。

(3)吕氏亚甲蓝液:配方见抗酸染色液。

【用途】

用于细菌芽孢染色。芽孢呈红色,菌体呈蓝色。

5.荚膜染色液

【配制】

(1)黑色素水溶液:5 g 黑色素在 100 mL 蒸馏水中煮沸 5 分钟,加 0.5 mL 40%甲醛作为防腐剂。

(2)黑斯(Hiss)荚膜染色液:结晶紫染液(结晶紫饱和乙醇溶液 5 mL 与 95 mL 蒸馏水混合)、200 g/L 硫酸铜溶液。

【用途】

用于细菌荚膜染色。菌体及背景呈紫色,荚膜呈淡紫或无色包绕在菌体周围。

6.鞭毛染色液(改良 Ryu 鞭毛染色法染色液)

【配制】

A 液:5%苯酚 10 mL、鞣酸 2 g、饱和硫酸铝钾液 10 mL。

B 液:结晶紫乙醇饱和液。

应用液:A 液 10 份,B 液 1 份,混合室温存放。

【用途】

用于细菌鞭毛染色。菌体和鞭毛均被染成红紫色。

7.异染颗粒染色液(改良 Albert 染色法染色液)

【配制】

A 液:甲苯胺蓝 0.15 g、孔雀绿 0.2 g、95%乙醇溶液 2 mL、冰醋酸 1 mL、蒸馏水 100 mL。甲苯胺蓝和孔雀绿置于研钵中加乙醇研磨溶解,加蒸馏水和冰醋酸混合后贮入瓶中,静置 24 小时后过滤备用。

B 液:碘 2 g、碘化钾 3 g、蒸馏水 300 mL。将碘和碘化钾溶入少量蒸馏水充分振摇,完全溶解后加蒸馏水至 300 mL。

【用途】

用于细菌异染颗粒染色。菌体呈绿色,异染颗粒呈蓝黑色。

8.镀银染色液

【配制】

(1)吐温-80储备液:吐温-80 10 mL、95%乙醇溶液100 mL。

(2)固定液:吐温-80储备液2 mL、浓甲酸5 mL、95%乙醇溶液10 mL。

(3)染色液:硝酸银5 g、蒸馏水10 mL。

(4)显影液:对苯二酚200 mg、吡啶2.5 mL置于饱和松香液1 mL(松香100 g、无水乙醇100 mL)中溶解;将无水亚硫酸钠50 mg置于40 mL蒸馏水中溶解,可略加热。将两种溶液混合成乳状液即可使用。

【用途】

常用于螺旋体染色。背景为淡黄色,钩端螺旋体呈黑褐色。

9.乳酸酚棉蓝染色液

【配制】

将苯酚20 mL、乳酸20 mL、甘油40 mL、蒸馏水20 mL混合,加热溶解再加棉蓝50 mg,混匀过滤备用。

【用途】

用于真菌染色。菌丝呈蓝色。

10.黏蛋白卡红(MCS)染色液

【配制】

(1)铁苏木紫液:包括甲液和乙液。①甲液:铁苏木紫1 g、95%乙醇溶液100 mL。②乙液:28%氧化铁4 mL、蒸馏水95 mL、浓盐酸1 mL。用时等量混合。

(2)黏蛋白卡红稀释液:卡红1 g、氧化铝0.5 g、蒸馏水2 mL混合成黑糊状,再用100 mL 95%乙醇溶液稀释,放置24小时过滤,用蒸馏水按1∶4稀释后备用。

(3)皂黄液:皂黄0.25 g、蒸馏水100 mL、冰醋酸0.25 mL。

(4)二甲苯。

(5)无水乙醇、95%乙醇溶液。

【用途】

用于真菌染色。隐球菌细胞壁和膜染成红色,孢子丝菌细胞壁也染成红色,细胞核呈黑色,背景为黄色。

11.嗜银染色(GMS)液

【配制】

(1)甲液:5%硼砂2 mL、蒸馏水25 mL。

(2)乙液:5%硝酸银1 mL、3%环六亚甲基四胺20 mL。甲、乙两液混合即可应用,也可置于冰箱备用。

(3)其他:二甲苯、无水乙醇、95%乙醇溶液、5%铬酸、1%亚硫酸钠、0.1%氯化金溶液、2%硫代硫酸钠溶液、0.1%亮绿。

【用途】

用于真菌染色。真菌呈黑色。

12.真菌荧光染色液

【配制】

(1)0.1%吖啶橙 1 mL。

(2)20%KOH 9 mL。

吖啶橙缓慢滴入 KOH 溶液,随用随配。

【用途】

用于真菌染色。深部真菌呈不同的荧光反应:白假丝酵母菌呈黄绿色;新型隐球菌呈红色;组织胞浆菌呈红色;曲霉菌呈绿色。

13.结核分枝杆菌荧光染色液

【配制】

(1)0.1%金胺染液:金胺 0.1 g 加入 5%苯酚液 100 mL 中混匀。

(2)1∶1 000 高锰酸钾液。

(3)亚甲蓝液。

(4)3%盐酸乙醇。

【用途】

用于结核分枝菌染色,菌体发出明亮的黄绿色荧光,也可用于麻风分枝杆菌、淋病奈瑟菌及某些螺旋体的检查。

14.布鲁氏菌(柯兹罗夫斯基)染色液

【配制】

(1)甲液:0.5%沙黄溶液。

(2)乙液:0.5%孔雀绿(或煌绿)溶液。

【用途】

用于布鲁氏菌染色,菌体呈红色,其他菌及细胞呈绿色。

附录二 常用培养基的配制及用途

1.肉膏汤培养基

【成分】

牛肉膏 3 g、蛋白胨 10 g、蒸馏水 1 000 mL、氯化钠 5 g。

【制法】

各成分混匀加热溶解,pH 调至 7.4 后分装,121℃高压蒸汽灭菌 15 分钟。

【用途】

用于一般细菌培养或作为基础培养基。

2.营养琼脂培养基

【成分】

牛肉膏 3 g,蛋白胨 10 g,氯化钠 5 g,蒸馏水 1 000 mL,琼脂 20~25 g。

【制法】

将除琼脂外的其他成分溶于蒸馏水中,pH 调至 7.2,加琼脂溶化后分装于三角烧瓶内,121℃高压蒸汽灭菌 15 分钟备用。

【用途】

倾注平板或制成斜面用于一般细菌培养(用于菌落计数琼脂量为 1.5%;制成平板或斜面则为 2%),也可作为鉴别培养基(如 SS)的基础成分。

3.半固体培养基

【成分】

蛋白胨 10 g,牛肉膏 5 g,琼脂 2~5 g,蒸馏水 1 000 mL。

【制法】

溶化后 pH 调至 7.4 分装于试管中,121℃高压蒸汽灭菌 15 分钟取出,待凝固后使用。

【用途】

用于细菌的动力观察、厌氧菌分离、菌种鉴定及保存菌种等,也可作为糖发酵培养基的基础成分。

4.血液琼脂培养基

【成分】

脱纤维兔血(或羊血)8~10 mL,营养琼脂 100 mL。

【制法】

灭菌营养琼脂加热溶化后冷却至 50℃,加入脱纤维兔血(或羊血),混匀后倾注平板或分装于灭菌试管中制成斜面。

【用途】

用于分离和保存营养要求高的细菌。

5.巧克力琼脂培养基

【成分】

脱纤维兔血(或羊血)8~10 mL,营养琼脂 100 mL。

【制法】

灭菌营养琼脂加热溶化后冷却至 80~90℃,加入无菌脱纤维兔血(或羊血)摇匀,90℃水浴 15 分钟,变成巧克力色后取出倾注平板或制成试管斜面。

【用途】

用于分离脑膜炎奈瑟菌、流感嗜血杆菌等。

6.肝浸液及肝浸液琼脂

【成分】

牛肝或猪肝 500 g、蛋白胨 10 g、蒸馏水 1 000 mL、氯化钠 5 g。

【制法】

牛肝或猪肝洗净绞碎，加 500 mL 蒸馏水，蒸汽灭菌 30 分钟，取出调匀再蒸 90 分钟，过滤。滤液加蛋白胨、氯化钠及水共至 1 000 mL 后加热溶解，pH 调至 7.0 再蒸 30 分钟，取上清液过滤、分装，121℃高压蒸汽灭菌 15 分钟后备用。

【用途】

用于布鲁氏菌等苛养菌的培养。

7.吕氏血清斜面培养基

【成分】

无菌血清(兔或牛血清)3 份，1%葡萄糖肉汤(pH 7.6)1 份。

【制法】

将 3 份无菌血清以无菌操作方式加入 1 份无菌葡萄糖肉汤中混匀后，分装于无菌试管内，每管 3～5 mL；试管倾斜置于血清凝固器内，80～85℃灭菌 1 小时，再置室温或 35℃温箱孵育 18～20 小时。如此反复 3 次后备用。

【用途】

用于白喉棒状杆菌分离培养及鉴定，也用于观察细菌色素，观察细菌液化及凝固蛋白质的能力。

8.糖、醇类发酵培养基

【成分】

基础培养基成分：蛋白胨 10 g，肉汤粉 3 g，氯化钠 5 g，水 1 000 mL，1.6%溴甲酚紫乙醇溶液 1～2 mL(指示剂)；糖类：各种糖或醇类 5～10 g，其中阿拉伯糖、木糖和麦芽糖等需配制浓缩液，过滤除菌后使用。

【制法】

将基础培养基成分(除指示剂)外加热溶化后调 pH 至 7.6，加入糖或醇类和指示剂混匀，分装于小试管中，每管内放一倒置玻璃管使之充满培养液。121℃灭菌 15 分钟。

【用途】

用于单糖(醇)发酵试验。

9.蛋白胨水培养基

【成分】

胰蛋白胨 10 g 或蛋白胨 20 g，氯化钠 5 g，蒸馏水 1 000 mL。

【制法】

溶化混匀后调 pH 至 7.4 后分装于试管中，121℃高压蒸汽灭菌 15 分钟备用。

【用途】

用于靛基质试验。

10.葡萄糖蛋白胨水培养基

【成分】

蛋白胨 5 g、磷酸氢二钾 5 g、葡萄糖 5 g、蒸馏水 1 000 mL。

【制法】

混匀后加热溶解，调 pH 至 7.2，分装试管 121℃高压蒸汽灭菌 15 分钟备用。

【用途】

用于甲基红试验和 V-P 试验。

11.西蒙枸橼酸盐培养基

【成分】

NaCl 5 g、硫酸镁 0.2 g、磷酸氢二钾（K_2HPO_4）1 g、磷酸氢二铵 1 g、枸橼酸钠 5 g、蒸馏水 1 000 mL，1%溴麝香草酚蓝乙醇溶液 10 mL。

【制法】

除溴麝香草酚蓝乙醇溶液外，各成分加热溶解调 pH 至 6.8，加 1%溴麝香草酚蓝乙醇溶液混匀，分装于试管中（约 2 mL/管），121℃高压蒸汽灭菌 15 分钟。

【用途】

用于枸橼酸盐利用试验。

12.硝酸盐（亚硝酸盐）培养基

【成分】

硝酸钾（亚硝酸盐）0.5 g、酵母膏 3 g、水解酪蛋白 10 g、蒸馏水 1 000 mL。

【制法】

混匀调 pH 至 7.4，每管约 5 mL 分装于试管中，121℃高压灭菌 15 分钟备用。

【用途】

用于硝酸盐还原试验。

13.尿素培养基

【成分】

蛋白胨 1 g、葡萄糖 1 g、KH_2PO_4 2 g、NaCl 5 g、0.4%酚红 2 mL、琼脂 18 g、20%尿素 100 mL、蒸馏水 1 000 mL。

【制法】

除尿素、琼脂、酚红外各成分混于水中加热溶解调 pH 至 7.2，加琼脂及酚红溶化后，分装于三角烧瓶中，121℃高压蒸汽灭菌 15 分钟，置 55℃水浴平衡温度，加入无菌过滤的尿素溶液，混匀分装于无菌试管内（每管 2 mL），制成斜面备用。

【用途】

用于尿素酶试验。

14.葡萄糖氧化发酵培养基(O/F培养基)

【成分】

蛋白胨2 g、氯化钠5 g、K_2HPO_4 0.3 g、葡萄糖10 g、琼脂2 g、蒸馏水1 000 mL、1%溴麝香草酚蓝水溶液3 mL(指示剂)。

【制法】

除溴麝香草酚蓝的各成分溶于水调pH至7.0,加入指示剂分装于试管中,121℃高压蒸汽灭菌15分钟备用。

【用途】

用于肠杆菌科和非发酵菌的鉴定。

15.动力-靛基质-尿酶(MIU)培养基

【成分】

胰蛋白胨30 g、NaCl 5 g、KH_2PO_4 2 g、琼脂3 g、0.2%酚红溶液2 mL(指示剂)、20%尿素溶液100 mL、蒸馏水900 mL。

【制法】

将除指示剂、尿素外的各成分加热溶解,调pH至5.5,加酚红指示剂,121℃高压蒸汽灭菌15分钟,置55℃水浴,通过无菌操作加20%无菌尿素溶液100 mL,混匀分装于无菌试管中(每管约3 mL)。

【用途】

用于肠道杆菌的动力、吲哚及尿素酶观察。

16.克氏双糖铁(KIA)琼脂

【成分】

乳糖10 g、葡萄糖1 g、牛肉膏3 g、蛋白胨10 g、氯化钠3 g、硫代硫酸钠0.2 g、硫酸亚铁0.2 g、琼脂16 g、0.4%酚红6 mL、蒸馏水1 000 mL。

【制法】

除酚红、乳糖及葡萄糖各成分混于水中加热溶解,调pH至7.4,加糖和酚红混匀,过滤,分装于试管中(每管约3 mL),121℃高压蒸汽灭菌15分钟,制成斜面备用。

【用途】

用于鉴别肠杆菌科细菌。

17.七叶苷培养基

【成分】

胰蛋白胨1.5 g、胆汁2.5 mL、七叶苷0.1 g、枸橼酸铁0.2 g、琼脂2 g、蒸馏水100 mL。

【制法】

混合加热溶解后调pH至7.0过滤,分装于试管中(每管约1 mL)。121℃高压蒸汽灭菌15分钟,趁热制成斜面凝固备用。

【用途】

用于鉴别肠球菌。

18.脱氧核糖核酸酶试验琼脂

【成分】

DNA 2 g、胰酶消化酪素 15 g、胃蛋白酶消化大豆汤 5 g、氯化钠 5 g、琼脂 15 g、蒸馏水 1 000 mL。

【制法】

将除 DNA 外各成分混合溶解，pH 调至 7.4，121℃高压蒸汽灭菌 15 分钟，冷却至 50℃加入 DNA，混匀倾注平板备用。

【用途】

用于 DNA 酶试验。

19. ONPG 培养基

【成分】

0.01 mol/L 磷酸钠缓冲液（pH 7.5）10 mL、邻硝基酚-β-D-半乳糖苷（ONPG）60 mg、1%蛋白胨水（pH 7.5）30 mL。

【制法】

将 ONPG 溶于缓冲液，加蛋白胨水过滤除菌，分装于 10 mm×75 mm 试管中（每管 0.5 mL）。

【用途】

用于迟缓发酵乳糖细菌的快速鉴定。

20.氨基酸脱羧酶培养基

【成分】

蛋白胨 0.5 g、氨基酸 1 g、牛肉膏 0.5 g、葡萄糖 0.05 g、吡多醛 0.05 g、0.2%溴甲酚紫 0.5 mL、0.2%甲酚红 0.25 mL、蒸馏水 1 000 mL。

【制法】

将蛋白胨、牛肉膏、葡萄糖、吡多醛溶解，调 pH 至 6.0。加氨基酸、溴甲酚紫及甲酚红混匀。分装于含一薄层无菌液状石蜡的试管中，高压灭菌（68.45～103.43 kPa）15 分钟备用。

【用途】

用于氨基酸脱羧酶试验。

21.苯丙氨酸脱氨酶培养基

【成分】

L-苯丙氨酸 1 g 或 DL-苯丙氨酸 2 g，磷酸氢二钠 1 g，氯化钠 5 g，酵母浸膏 3 g，琼脂 12 g，蒸馏水 1 000 mL。

【制法】

混合加热溶解，分装于试管中，121.3℃高压蒸汽灭菌 15 分钟，制成斜面备用。

【用途】

用于苯丙氨酸脱氨酶试验。

22.卵黄琼脂

【成分】

肉浸液 1 000 mL、蛋白胨 15 g、氯化钠 5 g、50%无菌葡萄糖水溶液、50%无菌卵黄盐水悬液、琼脂 25~30 g。

【制法】

将蛋白胨、氯化钠、琼脂加入肉浸液溶化分装(每瓶 100 mL)。121.3℃高压灭菌 15 分钟,冷却至 55℃,每瓶加 50%葡萄糖水溶液 2 mL 和 50%卵黄盐水悬液 15 mL,混匀倾注平板。

【用途】

用于厌氧梭状芽孢菌的分离培养和卵磷脂酶试验。

23.高盐卵黄琼脂

【成分】

卵黄悬液 150 mL(一个卵黄混悬于 150 mL 无菌盐水中)、10%氯化钠肉浸液琼脂(pH 7.4)600 mL。

【制法】

将已灭菌的 10%氯化钠肉浸液琼脂加热溶化,冷却至 55℃左右,加卵黄悬液,混匀倾注平板凝固备用。

【用途】

用于分离金黄色葡萄球菌。

24.卵黄双抗琼脂(EPV)

【成分】

50%卵黄生理盐水悬液 100 mL、多黏菌素 B 4.2 mg 或 2.5 万 U、万古霉素 3.3 mg、氯化钠 5 g、蛋白胨 10 g、牛肉膏 3 g、玉米淀粉 1.67 g、琼脂 20 g、蒸馏水 1 000 mL。

【制法】

将蛋白胨、氯化钠、牛肉膏溶解后调 pH 至 7.6,加入玉米淀粉及琼脂,121℃高压灭菌 15 分钟。冷却至 50℃,加入卵黄生理盐水悬液和多黏菌素 B 及万古霉素,摇匀倾注平板备用。

【用途】

用于鼻咽分泌物标本分离脑膜炎奈瑟菌。

25.中国蓝琼脂

【成分】

无菌肉膏汤琼脂(pH 7.4)1 000 mL,乳糖 1 g,1%无菌中国蓝水溶液 1 mL,1%玫瑰红酸乙醇溶液 1 mL。

【制法】

将 1 g 乳糖加入已灭菌的肉膏汤琼脂瓶内,加热溶化。冷却至 50℃加入中国蓝、玫瑰红酸溶液,混匀立即倾注平板备用。

【用途】

用于分离肠道致病菌。

26.麦康凯琼脂

【成分】

蛋白胨 17 g、猪胆盐(或牛、羊胆盐) 5 g、脲胨 3 g、氯化钠 5 g、乳糖 10 g、琼脂 17 g、蒸馏水 1 000 mL、0.01%结晶紫水溶液 10 mL、0.5%中性红水溶液 5 mL。

【制法】

将各成分混合调 pH 至 7.2,121.3℃高压蒸汽灭菌 15 分钟,冷却至 60℃,倾注平板备用。

【用途】

用于分离肠道杆菌。

27.伊红-亚甲蓝琼脂培养基

【成分】

乳糖 10 g、蛋白胨 10 g、磷酸氢二钾 2 g、琼脂 15 g、2%无菌伊红-Y 水溶液 20 mL、0.5%无菌亚甲蓝水溶液 20 mL、蒸馏水 1 000 mL。

【制法】

将蛋白胨、磷酸氢二钾、乳糖和琼脂溶于蒸馏水中调 pH 至 7.2,分装于烧瓶内,121.3℃高压蒸汽灭菌 15 分钟,冷却至 60℃,加入已灭菌的伊红及亚甲蓝溶液,摇匀倾注平板备用。

【用途】

用于分离肠道杆菌。

28. SS 培养基

【成分】

SS 培养基配方较多,效果基本一致,下列为 4 种常用配方(附表 1)。

附表 1　SS 培养基 4 种常用配方

成分	配方一	配方二	配方三	配方四
牛肉膏(g)	—	5	5	—
牛心浸液(mL)	—	—	—	1 000
肉膏液(mL)	850	—	—	—
脲胨(g)	—	5	5	7.5
乳糖(g)	10	10	10	15
胆盐(g)	150	10	8.5	10
硫代硫酸钠(g)	11	12	8.5	5
枸橼酸钠(g)	11	12	8.5	15
枸橼酸铁(g)	—	0.5	1	—

续表

成分	配方一	配方二	配方三	配方四
枸橼酸铁铵(g)	4	—	—	1
磷酸氢二钠(g)	—	—	—	5
琼脂(g)	20	25	13.5	18
煌绿(mg)	1.0	0.33	0.33	0.33
中性红(mg)	70	22.5	25	37
蒸馏水(mL)	—	1 000	1 000	—

【制法】

将牛肉膏、胨胨及琼脂溶于水加热溶解,加入除中性红、煌绿外的其他成分,加热溶解后调pH 至 7.2,过滤,补足失去的水分再煮沸 10 分钟,加入煌绿及中性红,混匀倾注平板凝固备用。

【用途】

用于粪便标本分离培养沙门菌属和志贺菌属。

29.亚碲酸钾血琼脂培养基

【成分】

肉浸液琼脂(pH 7.4)100 mL、0.5%胱氨酸水溶液 2 mL、1%亚碲酸钾水溶液 2 mL、脱纤维羊血(或兔血)5~10 mL。

【制法】

加热溶化已灭菌的肉浸液琼脂,冷却至 50℃,加入已灭菌的亚碲酸钾溶液、胱氨酸溶液及无菌脱纤维羊血(或兔血),混匀,倾注平板凝固备用。

【用途】

用于分离白喉棒状杆菌。

30.碱性蛋白胨水

【成分】

蛋白胨 10 g、氯化钠 5 g、蒸馏水 1 000 mL。

【制法】

将蛋白胨与氯化钠溶于蒸馏水中煮沸待冷。调 pH 至 8.4,过滤,分装于试管中,121.3℃高压蒸汽灭菌 15 分钟备用。

【用途】

用于疑似霍乱弧菌感染的粪便标本、肛拭标本的增菌。

31.碱性琼脂平板

【成分】

氯化钠 5 g、蛋白胨 10 g、牛肉膏 3 g、琼脂 25 g、蒸馏水 1 000 mL。

【制法】

将各成分混合加热溶解，调 pH 至 8.6，用绒布过滤，121.3℃高压灭菌 15 分钟，冷却至 50℃，倾注平板凝固冷藏备用。

【用途】

用于分离霍乱弧菌。

32.碱性胆盐琼脂平板(TCBS)

【成分】

牛胆盐 8 g、蛋白胨 10 g、枸橼酸铁 10 g、枸橼酸钠 10 g、硫代硫酸钠 10 g、蔗糖 20 g、酵母膏粉 5 g、溴麝香草酚蓝 0.04 g、琼脂 14 g、蒸馏水 1 000 mL。

【制法】

将除指示剂及琼脂外的各成分于水中加热溶解，调 pH 至 8.6，加指示剂及琼脂煮沸溶解，冷却至 50℃，倾注平板凝固冷藏备用。

【用途】

用于分离培养霍乱弧菌及副溶血性弧菌。

33. M-H 琼脂

【成分】

牛肉浸液 600 mL、可溶性淀粉 1.5 g，酪蛋白水解物 17.5 g、蒸馏水 400 mL，琼脂 17.5 g。

【制法】

各成分加入蒸馏水中调 pH 至 7.2，分装于三角烧瓶中，121.3℃高压灭菌 15 分钟，冷却至 50℃，倾注平板，琼脂厚度 4 mm，凝固备用。

【用途】

用于药敏试验。

34. L 型细菌培养基

【成分】

蛋白胨 20 g、氯化钠 50 g、牛肉浸液 800 mL、血浆(灭活人血浆)200 mL、琼脂 8 g。

【制法】

除血浆外各成分加热溶解于牛肉浸液中，调 pH 至 7.4，分装于三角烧瓶中，每瓶 80 mL，121.3℃高压灭菌 20 分钟，冷却至 56℃，加入血浆 20 mL，迅速混匀，倾注平板备用。

【用途】

用于 L 型细菌的分离培养。

35.庖肉培养基

【成分】

牛肉渣 0.5 g、肉汤(或肉膏汤，pH 7.4)5 mL。

【制法】

取去脂肪、去筋膜的新鲜牛肉 500 g 剁碎，置 1 000 mL 蒸馏水中，小火煮 1 小时，用纱布过滤;牛肉汤 5 mL 置试管中,将牛肉渣 0.5 g 加入肉汤中,每管液面上加入厚约 5 mm 已溶化的凡士林,121.3℃高压灭菌 15 分钟备用。

【用途】

用于分离培养厌氧菌。

36. GAM 培养基

【成分】

胨胨 10 g、大豆胨 3 g、消化血清粉 13.5 g、酵母浸出粉 5 g、牛肉膏 2.2 g、氯化钠 3 g、葡萄糖 3 g、半胱氨酸 0.3 g、硫乙醇酸钠 0.3 g、磷酸二氢钾 2.5 g、可溶性淀粉 5 g、5 mg/mL 氯化血红素 1 mL、1%维生素 K_1 0.1 mL、蒸馏水 1 000 mL。

【制法】

将上述成分加热溶解,调 pH 至 7.3,121.3℃高压灭菌 15 分钟备用。加琼脂 2 g 或 15 g,即分别得到半固体或固体培养基。

【用途】

用作厌氧基础培养基。

37. 布氏肉汤

【成分】

动物组织蛋白酶消化物 10 g、胰蛋白胨 10 g、酵母浸出物 2 g、亚硫酸钠 0.1 g、氯化钠 5 g、葡萄糖 1 g、5 mg/mL 氯化血红素 1 mL、1%维生素 K_1 0.1 mL、蒸馏水 1 000 mL。

【制法】

将各成分混合加热溶解,调 pH 至 7.0,分装后高压灭菌备用。如加 1.5%~2%的琼脂、1%维生素 K_1 调整为 10 μg/mL,即为布氏琼脂,再加入 5%~10%脱纤维羊血,即为布氏血琼脂。

【用途】

用于培养难分离或生长缓慢的厌氧菌,也用于厌氧菌药敏试验。

38. 葡萄糖肉汤

【成分】

葡萄糖 3 g、枸橼酸钠 3 g、磷酸氢二钾 2 g、24.7%硫酸镁 20 mL、0.5%对氨基苯甲酸 5 mL、酵母浸膏 3 g、牛肉汤 1 000 mL。

【制法】

除葡萄糖及硫酸镁外上述所有成分混合加热溶解,pH 调至 7.6,再煮沸 5 分钟,用滤纸过滤,分装于 100 mL 三角烧瓶(每瓶 50 mL),包扎瓶口高压灭菌(68.45 kPa)20 分钟。将硫酸镁配成 24.7%水溶液,葡萄糖配成 10%水溶液,分别高压灭菌(55.16 kPa)15 分钟。每 50 mL 无菌肉汤中加硫酸镁水溶液 1 mL,无菌葡萄糖 1.5 mL,混匀,35℃培养 2 天,无细菌生长后存冰箱内备用。

【用途】

用于血液标本增菌用培养基。

39. GN 增菌液

【成分】

胰蛋白胨 20 g、葡萄糖 1 g、枸橼酸钠 5 g、甘露醇 2 g、去氧胆酸钠 0.5 g、磷酸二氢钾 1.5 g、磷酸氢二钾 4 g、氯化钠 5 g、蒸馏水 1 000 mL。

【制法】

各成分溶解，pH 调至 7.0。过滤分装，高压灭菌（68.45 kPa）15 分钟。

【用途】

用作志贺菌及沙门菌增菌基。

40. Elek 琼脂

【成分】

蛋白胨 20 g、麦芽糖 3 g、乳糖 0.7 g、氯化钠 5 g、40%氢氧化钠溶液 1.5 mL、琼脂 15 g、蒸馏水1 000 mL。

【制法】

用 500 mL 蒸馏水溶解除琼脂外的上述各成分并煮沸过滤，pH 调至 7.8。用 500 mL 蒸馏水加热溶解琼脂。将两液混合，121.3℃高压灭菌 15 分钟，冷却至 50℃，倾注平板凝固备用。

【用途】

用于白喉外毒素的检测。

41. 鲍-金（Bordet-Gengou）琼脂

【成分】

马铃薯 250mg、氯化钠 9g、脲胨 2g、甘油 20mL、脱纤维羊血（或兔血）、青霉素溶液、琼脂 50 g、蒸馏水 2 000 mL。

【制法】

将去皮切碎的马铃薯、氯化钠加蒸馏水 500 mL 混合煮沸至马铃薯熟烂，补足失水，过滤即得马铃薯浸出液；琼脂加入 1 500 mL 蒸馏水中加热溶化，加入马铃薯浸出液、甘油和脲胨，溶解后调 pH 至 7.0，分装（每瓶 100 mL）。121.3℃高压灭菌 20 分钟，待冷却至 50℃，通过无菌操作加入无菌脱纤维羊血（或兔血）（每 100 mL 培养基加入 25 mL）和青霉素溶液（每 100 mL 培养基加入 25 U），混匀倾注平板，凝固冷藏备用。

【用途】

用于分离百日咳鲍特菌。

42. 罗氏培养基

【成分】

磷酸二氢钾 2.4 g、枸橼酸镁 0.6 g、硫酸镁（$MgSO_4 \cdot 7H_2O$）0.24 g、天门冬素 3.6 g、甘油 12 mL、马铃薯粉 30 g、新鲜鸡蛋液 1 000 mL（约 30 个）、2%孔雀绿水溶液 20 mL、蒸馏水 600 mL。

【制法】

于蒸馏水中加热溶解磷酸二氢钾、枸橼酸镁、硫酸镁、天门冬素及甘油；将马铃薯加入搅成糊状，加热半小时；将鸡蛋洗净，用75%乙醇浸泡30分钟，用无菌纱布擦干，通过无菌操作划破卵壳，将卵液一并收集摇散混匀后，置于上述已冷却至65℃的溶液中；加入2%无菌孔雀绿水溶液200 mL，摇匀后用双层无菌纱布过滤后装于无菌试管中，斜置血清凝固器内间歇灭菌，备用。

【用途】

用于培养结核分枝杆菌。

43. Hayflick 培养基

【成分】

牛心消化液（或浸出液）1 000 mL、蛋白胨 10 g、氯化钠 5 g、琼脂 14 g、无菌小牛血清 20 mL、青霉素 G（20 万 U/mL）0.5 mL、25%酵母浸出液 10 mL、20%灭菌葡萄糖溶液 5 mL、1%乙酸铊 2.5 mL。

【制法】

将牛心消化液、蛋白胨、氯化钠、琼脂混合溶解后调 pH 至 7.8，分装于烧瓶（每瓶 70 mL），121.3℃高压灭菌 15 分钟。冷却至 80℃，加入无菌小牛血清 20 mL、青霉素 G（20 万 U/mL）0.5 mL、20%灭菌葡萄糖溶液 5 mL、25%酵母浸出液 10 mL、1%乙酸铊 2.5 mL，混匀后倾注平板。若培养基内不加琼脂，葡萄糖 1%并加 0.1%酚红水溶液 2 mL 即为液体培养基。

【用途】

用于分离培养支原体。

44. 柯索夫（Korthof）培养基

【成分】

蛋白胨 0.4 g、氯化钠 0.7 g、氯化钙 0.02 g、氯化钾 0.02 g、碳酸氢钠 0.01 g、磷酸氢二钠 0.48 g、磷酸二氢钾 0.09 g、蒸馏水 500 mL。

【制法】

各成分混合，于 100℃加热 20 分钟，冷后用滤纸过滤，调 pH 至 7.2。分装于烧瓶中，121.3℃高压灭菌 15 分钟，待冷后加入 8%新鲜无菌兔血清溶液混匀，分装于无菌试管中，56℃水浴1 小时。

【用途】

用于培养钩端螺旋体。

45. 沙氏（Sabouraud）琼脂

【成分】

蛋白胨 10 g、葡萄糖 40 g、氯霉素 0.1 g、琼脂 15 g、蒸馏水 1 000 mL。

【制法】

各成分加入蒸馏水中搅拌并加热煮沸至完全溶解，调 pH 至 6.0，高压灭菌（68.45 kPa）15 分钟，冷却至 50℃，倾注平板凝固备用。

【用途】

用于真菌的分离培养。

46.改良沙氏琼脂

【成分】

蛋白胨 10 g、琼脂 20 g、葡萄糖 40 g、蒸馏水 1 000 mL。

【制法】

将蛋白胨、葡萄糖、琼脂放于烧瓶内加蒸馏水 1 000 mL 煮沸，琼脂溶解后调 pH 至 6.0，高压灭菌(68.45 kPa)15 分钟，倾注平板凝固备用。如不加琼脂即为沙保液体培养基。

【用途】

用于真菌的分离培养。

47. TTC 沙保培养基

【成分】

1%TTC(氯化三苯四氮唑)溶液 5 mL、葡萄糖 40 g、蛋白胨 10 g、氯霉素 50 mg、琼脂 15 g、蒸馏水 1 000 mL。

【制法】

除 TTC、氯霉素外，各成分混合溶解，高压灭菌(68.45 kPa)15 分钟，加氯霉素和 1%TTC 水溶液充分混匀。分装于试管中并趁热制成斜面或倾注平板。

【用途】

用于临床标本中酵母及酵母样真菌的分离。

48.玉米粉吐温-80 琼脂

【成分】

玉米粉 40 g、琼脂 20 g、吐温-80 10 mL、蒸馏水 1 000 mL。

【制法】

将玉米粉加入蒸馏水中，65℃加热 1 小时，过滤，补足水量，加入吐温-80 和琼脂，121℃高压蒸汽灭菌 15 分钟，分装于无菌试管或无菌平板中备用。

【用途】

用于观察白假丝酵母菌的假菌丝及厚膜孢子。

49.皮肤癣菌鉴别琼脂(DTM)

【成分】

葡萄糖 10 g、蛋白胨 10 g、金霉素 0.1 g、琼脂 20 g、0.8mol/L HCl 6 mL、放线菌酮 0.5 g(溶于 2 mL丙酮中)、0.02% 酚红水溶液 6 mL、硫酸庆大霉素 0.1 g(溶于 2 mL 水中)、蒸馏水 1 000 mL。

【制法】

将除抗生素外各成分混合，高压灭菌(68.45 kPa)10 分钟，再加抗生素后分装备用。

【用途】

用于分离皮肤癣菌。

附录三　细菌菌种的保存与管理

一、常用的菌种保存方法

菌种保存在细菌的科学研究和生产实践中必不可少。微生物实验室均应根据工作的需要保存一定种类和数量的标准菌种和菌株,以满足医疗、教学和科研工作的需要。下面介绍一些常用的菌种保存方法。

(一)培养基保存法

根据细菌在适宜的培养条件生长良好,而在低温下生长缓慢或停止这一原理,将菌种接种于各种斜面或半固体培养基中,置于35℃培养,待细菌生长后,移至4℃冰箱内保存。这种保存方法称为培养保存法,为最常用而又简单的保存方法。

1.斜面保存法

(1)普通琼脂斜面保存法:适用于肠道杆菌、葡萄球菌等对营养要求不高的菌种。斜面底部加少许无糖肉汤,以防干涸。置于35℃培养18~24小时后,移至4℃的冰箱内保存。酵母菌2个月转种一次,细菌最好每个月转种一次。

(2)血琼脂斜面保存法:适用于链球菌、肺炎链球菌等对营养要求较高的细菌。置于35℃培养18~24小时后,移至4℃的冰箱内保存。链球菌需0.5~1个月转种一次,新分离的肺炎链球菌需2~4天转种一次,适应后可延长到半个月转种一次。

(3)巧克力斜面保存法:脑膜炎奈瑟菌和淋病奈瑟菌可接种到巧克力斜面,置于35℃培养并保持,一般每2天转种一次。

(4)鸡蛋斜面保存法:适用于有Vi抗原的沙门菌属或其他含表面抗原的细菌,一般可保存数月。细菌接种到鸡蛋斜面后,置于35℃培养,待细菌生长良好后,加入无菌石蜡(超出斜面高度1 cm),置4℃冰箱保存

(5)半固体穿刺保存法:用接种针挑取少量细菌,垂直刺入琼脂培养基中,置于35℃培养18~24小时后,加无菌石蜡(高度约1 cm),移至4℃冰箱保存。此法适用于大多数普通细菌的保存。

根据保存菌种的不同,可选择适宜的培养基进行保存(附表2)。

附表2　不同菌种保存的培养基及条件

菌种	培养基	保存时间	保存温度(℃)
肺炎克雷伯菌	琼脂斜面	1个月,加石蜡3个月	4~8
变形杆菌	半固体	1个月,加石蜡6个月	4~8

续表

菌种	培养基	保存时间	保存温度(℃)
副溶血性弧菌	灭菌海水及3%氯化钠琼脂	1~2个月,加石蜡3~6个月	4
葡萄球菌、链球菌、肺炎链球菌	血琼脂斜面及血清半固体斜面	1个月,加石蜡3个月	4~8
脑膜炎奈瑟菌	巧克力或血液琼脂斜面、血清半固体斜面	斜面2~4天,半固体14天	4
流感嗜血杆菌	巧克力培养基或血液琼脂斜面	斜面2~4天,半固体7~10天	-20
百日咳鲍特菌	鲍-金培养基	6个月	-20
白喉棒状杆菌	吕氏血清斜面	6个月	-20
结核分枝杆菌	罗氏培养基	3个月	4~8
肠杆菌科、非发酵菌和葡萄球菌	10%胰大豆肉汤或10%~15%甘油	1个月,加石蜡3个月	4~8
		6个月	-20
布鲁氏菌	普通琼脂斜面、半固体培养基	2个月	4
厌氧芽孢杆菌	庖肉培养基	1个月,加石蜡可保存3个月	4
霍乱弧菌	碱性琼脂斜面或半固体培养基	2~3个月	室温

(二)干燥保存法

干燥法通过去除细菌体内的水分,使菌细胞处于休眠和代谢停止状态,从而达到较长期保存的目的。

1.滤纸保存法　将滤纸剪成5 mm×50 mm的小条,放入干燥的培养皿中灭菌30分钟。将培养好的菌种置于1~2 mL灭菌脱脂乳或奶粉复原乳中,制成菌悬液。用灭菌镊子将灭菌滤纸条浸入菌悬液中,充分吸附菌液,取出后放入无菌小试管或安瓿管中,干燥后冷藏。

2.沙土管保存法　取待保存的菌悬液0.2~0.5 mL均匀滴入沙土管中,放线菌和霉菌可直接挑取孢子拌入沙土管中。将管中水分抽干后熔封管口,4℃冰箱或室温保存。每隔半年检查一次菌种活性及纯度。

(三)冷冻干燥保存法

先使微生物在极低温度(-70℃左右)下快速冷冻,然后在减压下利用升华现象除去水分(真空干燥),使微生物的生长和新陈代谢趋于停止,达到长期保存菌种的目的。

1.安瓿管准备　安瓿管材料以中性玻璃为宜。清洗干燥后,做好标记,加入脱脂棉塞,高压蒸汽灭菌15~20分钟,备用。

2.制备脱脂牛奶　将新鲜牛奶煮沸,去除表面油脂,再用脱脂棉过滤,3 000 r/min 离心 15 分钟,去除上层油脂;也可直接用脱脂奶粉配成 20%乳液,高压灭菌备用。

3.制备菌悬液　经过适当培养后,取菌种培养物与无菌牛奶混合均匀,使菌液浓度为 10^8 ~ 10^{10} CFU/mL,用较长的毛细滴管直接滴入安瓿管底部,注意不要溅污上部管壁,每管分装量为 0.1~0.2 mL。

4.预冻　一般预冻 2 小时以上,温度达到-35~-20℃。

5.冷冻干燥　将冷冻后的样品安瓿管置于冷冻干燥机的干燥箱内,开始冷冻干燥,时间一般为 8~20 小时。

6.真空封口及真空检验　采用真空泵将安瓿管抽真空,在真空条件下将安瓿管颈部加热熔封。熔封后的干燥管可采用高频电火花真空测定仪测定真空度。

7.贮存　安瓿管应低温避光保存。

(四)液氮超低温保存法

液氮超低温保存法是使菌种在-196℃的液态氮、或-150℃的氮气中长期保存的方法,其原理是利用微生物在-130℃以下新陈代谢趋于停止而有效地保存微生物。

1.冻存管的准备　用圆底硼硅玻璃制品的安瓿管或螺旋口的塑料冻存管,将冻存管或安瓿管清洗干净,高压蒸汽灭菌 15~20 分钟,备用。

2.保护剂的准备　根据微生物类别选择保护剂,一般采用 10%~20%甘油。但有些菌种使用甘油效果不佳,可选用其他保护剂,如 5%~10%(V/V)二甲亚砜、20%二甲亚砜加 1%蛋白胨、吐温-80 等。

3.微生物保存物的准备　取待保存的菌种与适量保护剂混匀后,分装加入冻存管内。

4.预冻　预冻时一般冷冻速度控制在每分钟下降 1℃为宜,使样品冻结到-35℃。

5.保存　将冻存管置于液氮罐中保存。一般气相中温度为-150℃,液相中温度为-196℃。

二、菌种的管理

(一)菌种管理的规章制度

(1)菌种应由专人负责管理,并由部门负责人经常监督检查。若有工作变动,应及时做好全面交接工作。

(2)菌种应置于安全地方存放,冰箱等保存容器应上锁。

(3)菌种在传代时,为防止污染,必须在无菌室或生物安全柜内进行。

(4)每一菌种均应设记录卡,其中包括菌种名称、菌种编号、菌种来源、分离与鉴定日期、鉴定人员、鉴定结果、传代情况及所用培养基、保存方法、保存温度、使用转移及销毁情况、保存者及部门负责人等情况。

(5)实验室用培养基保存菌种时,应保存两套,一套用作保存传代,另一套供日常使用。

(6)菌种的保存范围、转移和销毁等必须严格遵守卫生健康委员会的相关规定。

(7)保存的菌种应在规定时间内定期转种,并且每转种三代应做一次鉴定。若发现污染和变异应及时处理。

(8)培养菌种和干燥菌种的容器上应贴标签,并写明编号、菌名和日期。

(二)菌种(或感染性样本)的运输

1.包装要求　运输时使用三层包装系统:内层容器包装、中层容器包装及外层容器包装。将样品采用防水、防漏的内层容器包装并贴上指示内容物的标签后装入中层容器。内层容器和中层容器间应放置足量的吸水性材料,以便内层容器打破或泄漏时,能吸收溢出的所有液体。然后将中层容器固定在硬质外层容器中,以免中层容器在运输过程中受到物理性损坏。

2.运输规定　菌(毒)种及感染性样本的运输应严格遵守国家和国际规定。国内运输应执行我国标准,即《病原微生物实验室生物安全管理条例》《可感染人类的高致病性病原微生物菌(毒)种或样本运输管理规定》。感染性物质可分为 A 类和 B 类。A 类是指感染后发病的可能性较大,传染性强,对人群危害性较大的烈性感染性物质;B 类是指具有一般危险性,引起感染的机会较少的感染性物质,如诊断标本、临床标本或生命物质。从事疾控、医疗、教学、科研、菌种保藏及生物制品生产的单位,可以申请运输高致病性病原微生物菌(毒)种或样本。但应经省级以上卫生行政部门批准。未经批准,不得运输。

附录四　临床常见细菌的鉴定程序

(1)临床常见革兰阳性球菌的鉴定程序见附图1。
(2)临床常见革兰阴性球菌的鉴定程序见附图2。
(3)临床常见革兰阴性杆菌的鉴定程序见附图3。
(4)临床常见革兰阳性杆菌的鉴定程序见附图4。

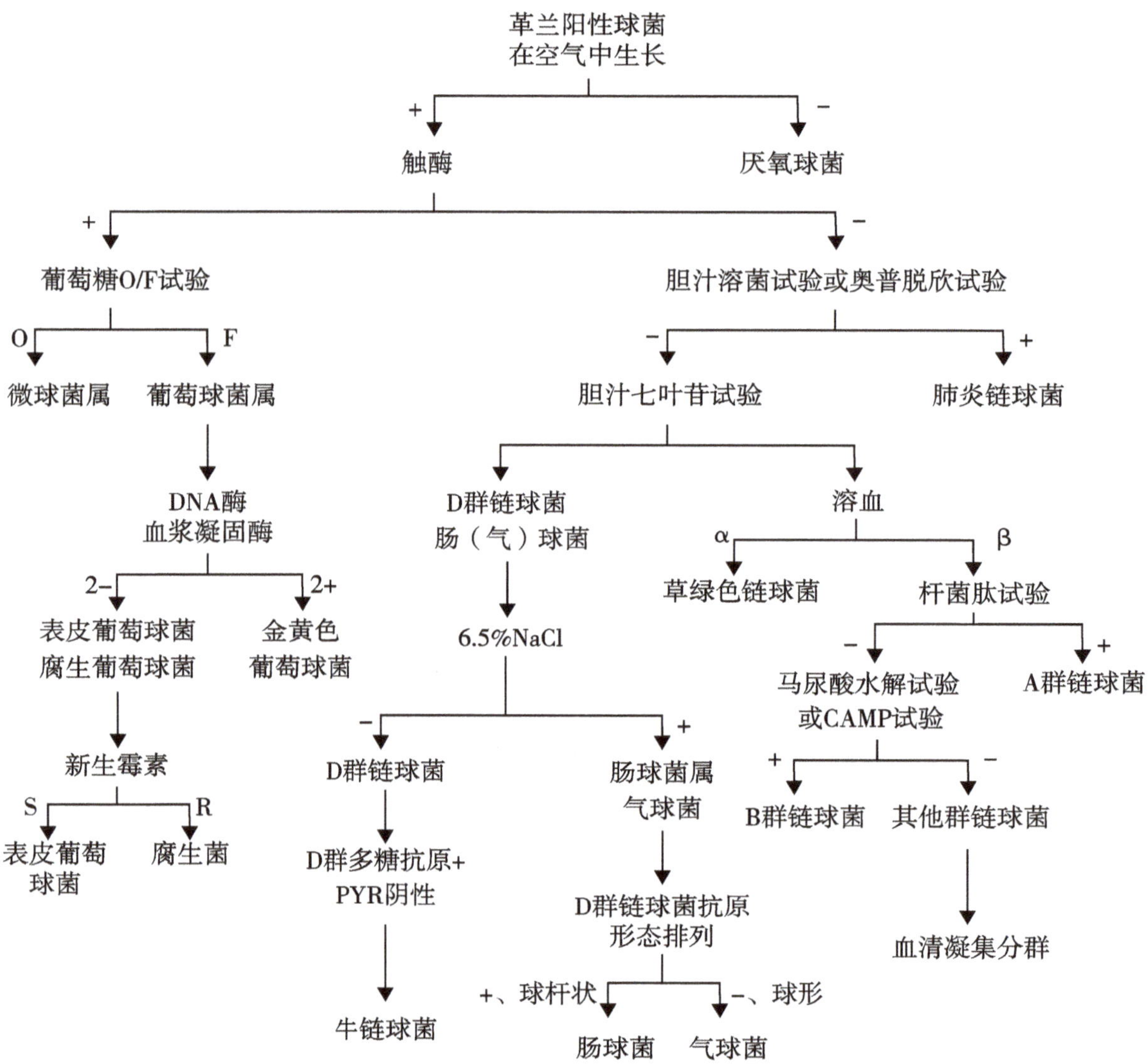

附图1　临床常见革兰阳性球菌的鉴定程序

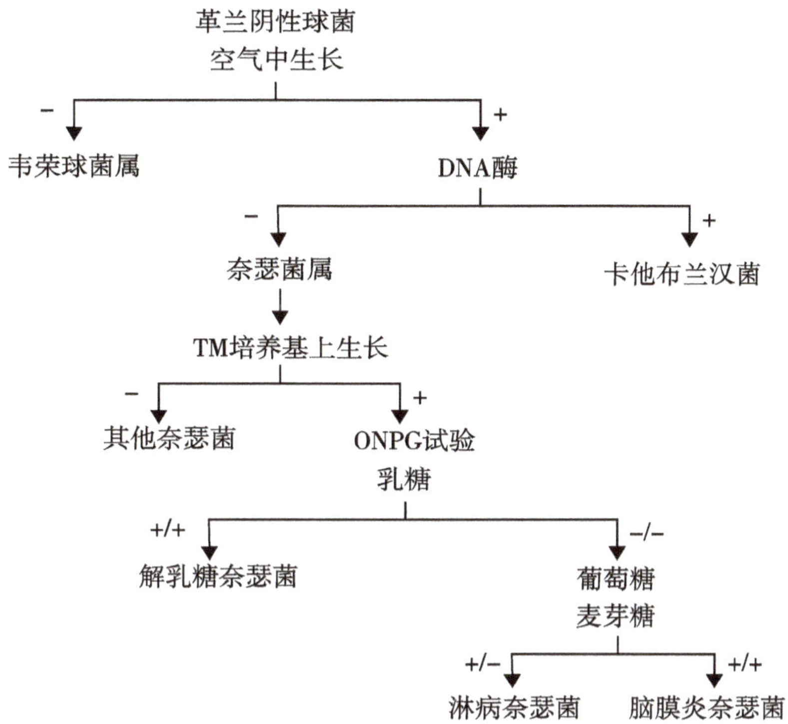

附图 2　临床常见革兰阴性球菌的鉴定程序

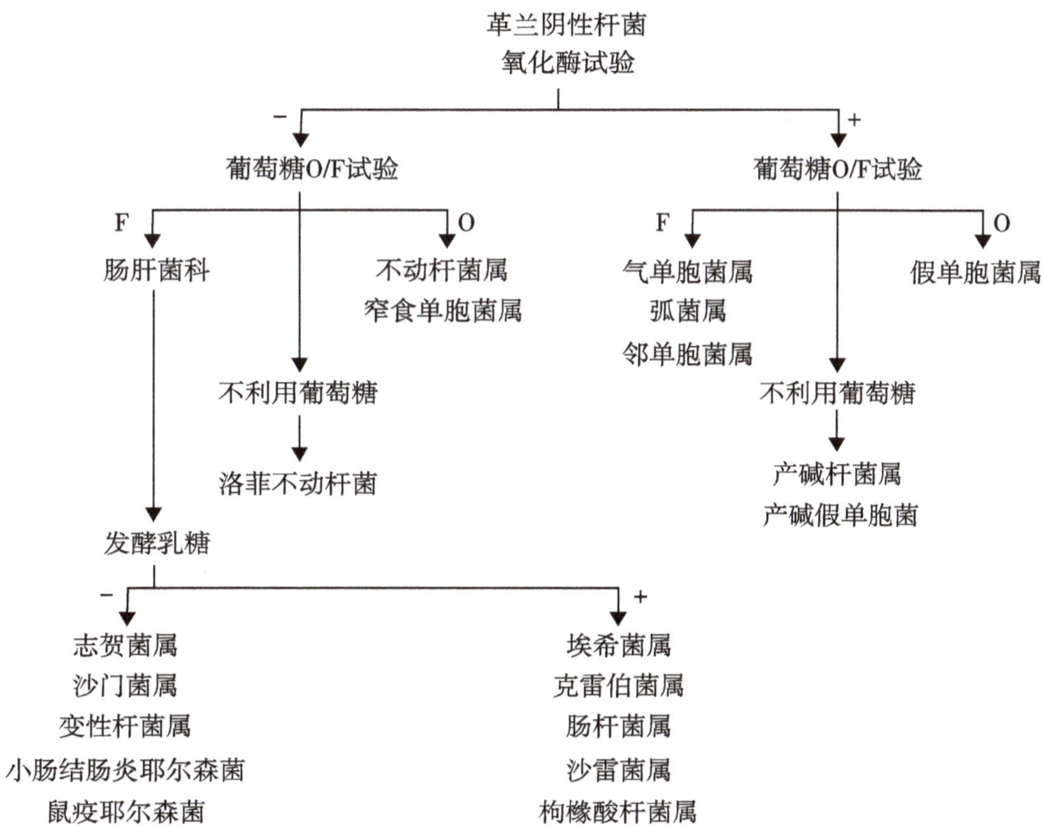

附图 3　临床常见革兰阴性杆菌的鉴定程序

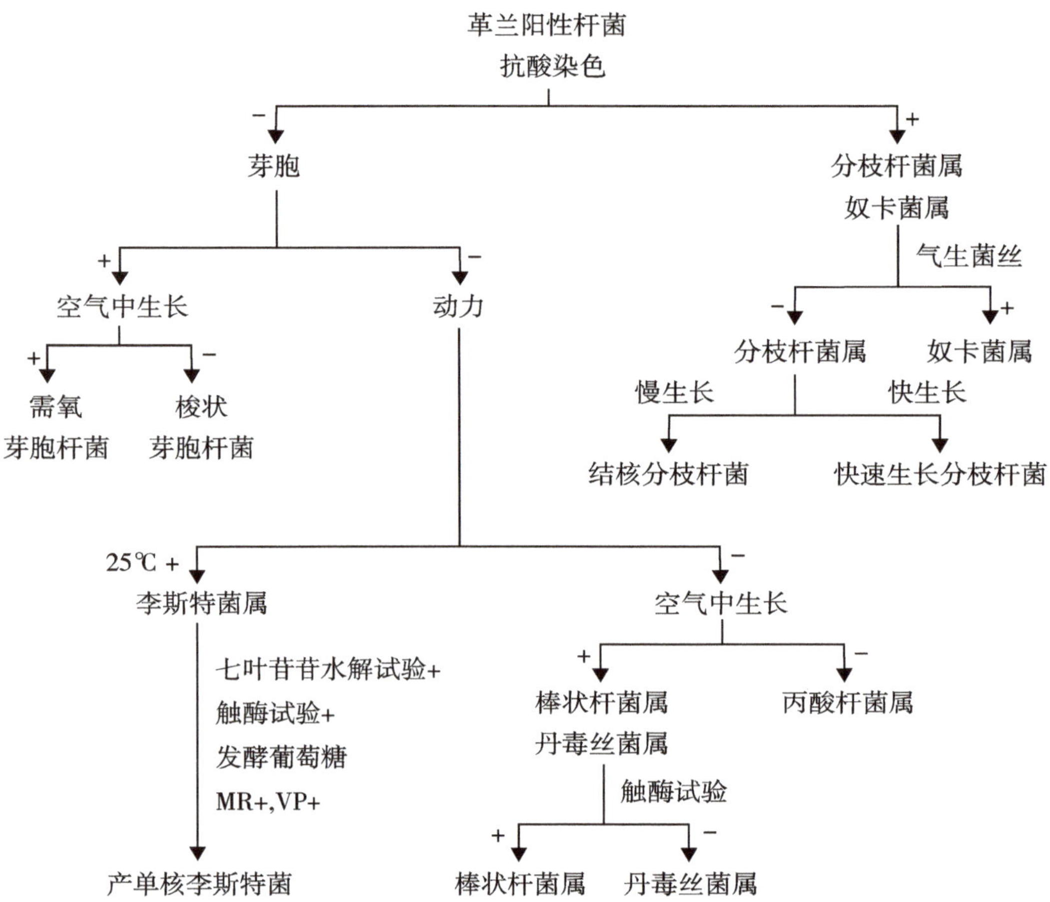

附图 4　临床常见革兰阳性杆菌的鉴定程序

附录五　微生物检验报告单样章

微生物检验报告单样章见附表 3。

附表 3　某医院微生物检验报告单

姓名:张三	门诊/住院病历号:202301345	采样时间:2023/4/17/7 点
性别:男	科室:呼吸科	接收时间:2023/4/17/8 点
年龄:56 岁	临床诊断:肺炎	送检目的:痰培养+药敏

鉴定结果:金黄色葡萄球菌(MRSA)。

检验描述:菌落半定量:4+药物选择及药敏结果判定参考 CLSI M100-S24DD 的标准。直接涂片:白细胞>25/LP,上皮细胞<10/LP,标本合格。请结合临床考虑。

药敏实验:(实测值单位为 μg/mL)。

药敏结果：

组	抗菌药物名称	CLSI 标准(mm)	抑菌环直径(mm)	敏感程度(S、I、R)
A	青霉素	≤28	20	R
	苯唑西林	≤21	15	R
	克林霉素	≤14	10	R
	阿奇霉素	≤13	9	R
	红霉素	≤13	8	R
	复方新诺明	≥16	20	S
B	万古霉素	–	18	S
	利奈唑胺	–	19	S
	四环素	15~18	16	I
	多西环素	15~18	16	I
C	环丙沙星	≥21	24	S
	左氧氟沙星	≥19	26	S
	庆大霉素	≥15	20	S
	莫西沙星	≥24	25	S
U	呋喃妥因	≥17	20	S
	洛美沙星	≥22	26	S

专家评语：该菌对 β-内酰胺类/β-内酰胺酶抑制剂复合物、口服/注射头孢类、碳青霉烯类耐药，但较新的具有抗 MRSA 活性的头孢菌素除外。

呋喃妥因、洛美沙星是仅用于或首选治疗泌尿道感染的抗菌药物。

当使用庆大霉素治疗该菌引起的感染时，庆大霉素需同其他药敏结果为敏感的药物联用。

申请医生：李四　　报告时间：2023.4.20　　检验者：李玉　　审核者：赵四

参考文献

[1]段巧玲,李剑平.微生物学检验实验指导[M].2版.北京:人民卫生出版社,2015.

[2]吴爱武.临床微生物学与检验实验指导[M].3版.北京:人民卫生出版社,2010.

[3]李剑平,吴正吉.微生物学检验[M].5版.北京:人民卫生出版社,2020.

[4]尚红,王毓三,申子瑜.全国临床检验操作规程[M].4版.北京:人民卫生出版社,2014.

[5]刘辉.2017临床医学检验技术(士)练习题集[M].北京:人民卫生出版社,2016.

www.ingramcontent.com/pod-product-compliance
Lightning Source LLC
Chambersburg PA
CBHW041754220926
51847CB00014B/195
* 9 7 8 7 5 4 7 8 6 3 4 2 8 *